北京大学医学人文学院
中国人体健康科技促进会
医学人文与医院管理专业委员会

医学人文与医院管理译丛

弹性医疗管理

如何减少医护人员的工作倦怠

原 著 [美] George Mayzell 主译 王 岳 王江颖

The Resilient Healthcare Organization

Organization

How to Reduce Physician and Healthcare Worker Burnout

科学普及出版社
·北 京·

图书在版编目（CIP）数据

弹性医疗管理：如何减少医护人员的工作倦怠 /（美）乔治·梅泽尔（George Mayzell）原著；王岳，王江颖主译 . — 北京：科学普及出版社，2023.5

书名原文：The Resilient Healthcare Organization: How to Reduce Physician and Healthcare Worker Burnout

ISBN 978-7-110-10569-6

Ⅰ.①弹… Ⅱ.①乔…②王…③王… Ⅲ.①医药卫生人员—职业安全卫生—研究 Ⅳ.①R192

中国国家版本馆 CIP 数据核字 (2023) 第 051502 号

著作权合同登记号：01-2023-1179

策划编辑	宗俊琳　王　微	
责任编辑	王　微	
文字编辑	弥子雯	
装帧设计	佳木水轩	
责任印制	徐　飞	

出　　版	科学普及出版社	
发　　行	中国科学技术出版社有限公司发行部	
地　　址	北京市海淀区中关村南大街 16 号	
邮　　编	100081	
发行电话	010-62173865	
传　　真	010-62179148	
网　　址	http://www.cspbooks.com.cn	

开　　本	710mm×1000mm　　1/16	
字　　数	154 千字	
印　　张	11.5	
版　　次	2023 年 5 月第 1 版	
印　　次	2023 年 5 月第 1 次印刷	
印　　刷	北京长宁印刷有限公司	
书　　号	ISBN 978-7-110-10569-6/R·911	
定　　价	98.00 元	

版权声明

译者名单

主 译 王 岳 王江颖

译 者 刘梅洁 林隆钢

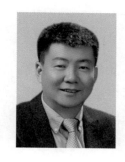

王 岳 法学博士，教授，博士研究生导师，北京大学医学人文学院副院长。国家免疫规划专委会委员，全国高等院校医事（卫生）法学教育联盟理事长，中国人体健康科技促进会医学人文与医院管理专委会主任委员，中国卫生法学会学术委员会副主任委员。

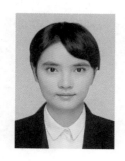

王江颖 北京大学计算机辅助翻译方向硕士研究生，本科毕业于北京大学生物医学英语专业。

内容提要

　　"工作倦怠"一词最早由美国心理学家 Herbert Freudenberger 于 1974 年提出，用于描述服务行业的工作者经历严重压力和高度期待的后果，即一种集情感耗竭、人格解体和个人成就感减弱为一体的多维度综合征。工作倦怠的波及范围广，众多医生和护士也受其影响，对医护人员自身和患者的健康安全都存在隐患，对他们来说都是一场危机。

　　本书关注医护人员的工作倦怠问题，介绍了工作倦怠的表现和测评方法，从个人、职业、制度、社会和环境等方面深入剖析工作倦怠的成因，探讨了其可能引发的严重后果，并提供了个人层面和系统层面的解决方案。

　　书中创造性地提出了培养弹性是解决医护人员工作倦怠的根本措施。弹性是在面对逆境、创伤、悲剧、威胁或重大压力时良好的适应过程。不仅医护人员需要具备良好的弹性去应对工作和生活中的诸多挑战，一个想要长期良性发展的医疗系统也需要弹性。

　　医疗系统需要建立一种健康的文化，能帮助个人发展、改善工作环境、使医护人员更容易行医、让他们投入到更有意义的工作中，并在工作中获得成就感。本书的目的在于探讨一种弹性的医疗管理制度，帮助医护人员减少工作倦怠，从倦怠转为敬业，让健康和快乐回归。

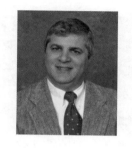

乔治·梅泽尔（George Mayzell），医学博士，工商管理硕士，美国医疗管理学院研究员，是 Empowered Healthcare 诊所的创始人兼总裁。该诊所在人群健康、护理管理重新设计、临床差异、临床整合和医师领导力方面有所建树。他是 Vizient Southeast 的前首席临床官。Vizient Southeast 总部位于美国佛罗里达州坦帕市，由美国东南部和加勒比地区的非营利医疗保健组织构成。在此之前，他是 AMITA Health 的高级副总裁、首席医疗官和首席临床整合官。AMITA Health 是一个为芝加哥西部和西北部郊区的社区提供服务的综合医疗体系。作为一家联合运营公司，AMITA Health 由 Adventist Midwest Health 和 Alexian Brothers Health System 于 2015 年 2 月成立，其中包括 9 家医院和由 3000 多名医生组成的医师网络体系。梅泽尔博士于 2013 年 1 月加入 Adventist Midwest Health 公司，此前曾担任 Health Choice 公司（包含一个医生医院组织和一体化临床网络）的首席执行官和位于田纳西州孟菲斯的 Methodist Le Bonheur Healthcare 公司的高级副总裁。他之前曾担任佛罗里达大学和尚兹医院的管理式护理高级医疗主任。他在佛罗里达州的蓝十字蓝盾协会（Blue Cross Blue Shield）工作了十多年，担任过负责护理和质控的区域医疗主任以及负责药房和护理的企业管理医疗总监。此外，他还有十多年的临床实践经验。

梅泽尔博士是一名获得认证的内科医生和老年病学专家。他在新泽西州罗格斯大学获得了医学学位，在佛罗里达州杰克逊维尔大学获得了工商管理硕士学位。

梅泽尔博士参与编写了多部著作，包括 *Leveraging Lean in Healthcare and Physician Alignment* 和 *Population Health*。

其他编者简介

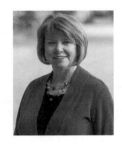 **凯瑟琳·费克（Kathleen Ferket）**，护理学理学硕士，美国全国联合委员会认证的高级执业护士。她是一位经验丰富的变革型护理主管、演讲者、作家，也是病例管理、临床整合、基于价值的护理以及人群健康领域的公认领导者。凯瑟琳与整个护理体系中的组织进行合作，以实现基于价值的护理效果。她目前是美国病例管理协会的高级顾问。

近期她担任了美国中西部由 9 家医院组成的一个医疗系统的护理副主任。她领导了该机构的急症护理管理和急症后服务的调整工作。她以前还担任过医院运营、服务部门领导、临床可靠性和人群健康计划等方面的行政角色。

作为一名认证的执业护士，凯瑟琳获得了促进护理实践护理协会（Nursing Spectrum for Advancing Nursing Practice）的认可，并获得了伊利诺伊州公共卫生部门颁发的罗恩·李终身成就奖（Ron Lee Lifetime Achievement Award）。凯瑟琳是伊利诺伊州多发性硬化症基金会的志愿者，并曾在伊利诺伊州护士领导组织和婴儿福利协会的理事会任职。作为一名注册的领导力教练和绿丝带精益倡议的支持者，凯瑟琳在应对变革、工作场所冲突、团队建设和有目的的沟通等方面对领导者进行指导。她在同行评审的护理期刊发表文章，并为患者安全和人群健康相关的书籍章节做出了贡献。凯瑟琳在德保罗大学获得护理学士学位，在拉什大学获得护理硕士学位。

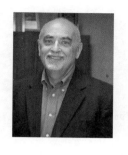

布鲁斯·弗拉罗（Bruce Flareau），医学博士，美国家庭医生学会会员，认证医师执行官，美国医师管理学会会员。他是一位经验丰富的高级医师执行官，多本书的作者，执行教练和演讲者，其演讲的主题包括医师领导力、人群健康和护理转型。他在组织有效性方面有很好的成就，在大型医疗系统的治理、战略规划、变革管理和运营执行方面拥有丰富的经验。

弗拉罗博士担任过许多领导职务，其中包括首席医疗信息官、美国最好的一体化临床网络和责任医疗组织（ACO）的创始总裁，以及美国东南部大型顶级医疗系统的执行副总裁兼首席医疗官。

弗拉罗博士已被两所大学评为正教授，并且是一个住院医师项目的创始者和主任。他在位于雪城的纽约州立大学上州医科大学获得医学学位，并在佛罗里达州贝弗朗斯医学中心完成了他的家庭医学住院医师培训。他是一名经过认证的医师执行官，也是美国家庭医师学会和美国医师管理学院的成员。

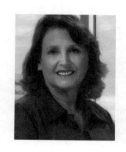

帕特里夏·S.诺曼德（Patricia S. Normand），医学博士，拉什大学医学中心（RUMC）精神病学和预防医学系副教授，RUMC 的 Road Home 项目综合健康主任。Road Home 是为退伍军人及其家属提供心理健康和医疗服务的中心。同时，她还担任RUMC 基于正念的减压项目的主任。在哈佛大学医学院附属麻省总医院完成住院医师培养和精神病学研究后，她继续在哈佛大学医学院任教，并在麻省总医院的精神病门诊咨询联络项目中任职。她为各种环境中的健康、工作倦怠预防、正念和综合健康计划提供咨询。

原书序

　　医护人员的压力、抑郁、工作倦怠和自杀已成为行业的前沿话题。最终还是到了最糟糕的时候！

　　多年来，那些正处于职业生涯后期的医护人员常常会意识到，"工作倦怠"是职业的固有风险。更有弹性、更能抗压是最近才被使用的一个术语，"振作起来"应对压力和负担则是人们的期望。值得高兴的是，在抗压这方面有些人似乎比其他人做得更好，但不幸的是，在此过程中出现了一些人员伤亡。

　　可是从来没有人考虑过讨论造成这些伤亡的原因，在关于弹性的谈论中也很少考虑或提及要提高预期的需求这种意识，以使人变得更坚强。

　　人们内心都希望自己安全和健康、保持快乐、能够轻松地过上他们想要的生活，并将负面感受降至最低。选择追求个人和职业满意度的方式在很大程度上决定了我们这一生中能不能实现这四个核心需求。人们公认的是，医疗领域的一线工作者具有强烈的无私奉献精神，他们致力于为他人提供医疗照护。但如今他们总是处于威胁之下，并越来越需要仔细考虑如何保持自己的健康。幸运的是，这种认知现在已经浮出水面，成为医疗行业最前沿的认知。

　　具有强烈的奉献精神和同情心的医护人员显然需要更多地关注自身的福祉和健康。

　　全球医疗保健行业的本质很复杂，并且复杂程度还越来越高，这是医疗行业部门众多所导致的。在拥有这种复杂性的同时，医疗系统的主要部门和分支部门都在不断地寻求解决方案，以更好地控制这种势头所带来的涓滴效应。此外，医生和其他医护人员也在尝试改进他们所用的方法，在各个层面实行医患共同决策，以实现真正的以患者为中心的护理。在这个过程中，他们常常陷入一个错综复杂的、由各种相冲突的价值观和影响力组成的外部网络，而医护人员可能很难意识到或者理解其中的大部分内容。

工作压力的增加、电子健康记录的侵占、医疗费用报销的减少、人事变更的加快和随之而来的其他工作量增加，以及培训带来的剩余债务负担等。这些只是当今医疗系统复杂性导致的压力源中的一小部分，也是目前医护人员面临的压力源的一小部分。但是，它们的消极方面和对医护人员的影响却是惊人的。虽然数据仍在积累，但关于抑郁和工作倦怠率的初步报告已经令人难以接受。最令人沮丧的一个事实是，平均每天有 1 名以上的医生自杀（每年约 400 人）。按人均计算，这种比例比一般人口的自杀率高出 2～3 倍。

虽然一些有示范性的医疗保健组织试图加快改善医护人员的生活质量，医护人员的处境也正在缓慢地发生变化，但在做出任何声明宣布医疗行业已经成功，并将始终如一地妥善安置医护人员的工作环境之前，还有许多工作要做。

从本书的主标题"弹性医疗管理"可以初步看出其内容和主旨，不过其实际内容远不止为医疗领域中这一极其敏感的话题提供简单的提示和相关建议。本书用一种很好的方法详细说明了和该主题相关的问题和关注点，然后分为各章提供了个人和组织层面的切实方法，以更好地解决与工作倦怠相关的问题。所有医疗保健服务系统都有责任开始在组织层面解决这些问题，但医护人员（医生、护士、药剂师、专职医疗保健提供者等）本身也有责任重新学习如何在职业生涯中保持健康和良好的状态。本书能够帮助医学组织及个人改进当前不完善的方法，从而打造一支更快乐、更健康和更满意的医护人员队伍。

遗憾的是，我们的医学教育机构尚未开始积极有效地解决这些问题。

各类学员仍然没有准备好，在他们真正进入工作岗位后，怎样去管理他们的行为、情绪和心理健康。即将毕业的学员已经表现出了对完成学业的弹性，但随后当他们踏入职业道路时，他们仍需要再学习新的培养弹性的方法。我们的教育系统在这方面还需要做得更好，更不能忘记的是，实习生群体也存在很大的工作倦怠问题。

我有幸带领美国医师领导管理协会（American Association for Physician Leadership，AAPL）最大限度地发挥医师的领导潜力，以推动个人和机构的重大变革。在这一职位上，我经常鼓励我们医疗行业的每一个人（不仅仅是医生）在我们的职业发展过程中继续寻求更深层次的满意度，并更好地理解我们如何能够在各个层面产生积极的影响。我也希望所有的医生领导者都能更多地参与到让医疗行业产生更广泛的积极变化的行动中，保持参与，并帮助行业里的其他人参与。更健康的员工队伍对于病患照护质量的提高和医疗系统的持续发展都至关重要。

本书是一部令人愉快的著作，对所有试图改变医疗保健的人来说都具有实用价值。希望你享受阅读的过程，享受从书中学到的知识。最重要的是，继续追求自己的生活，让自己感到安全和健康，保持快乐，轻松生活，把负面感受降至最低。你的职业选择和你继续帮助他人的方式真的会起作用！

Peter B. Angood, MD, FRCS(C), FACS,
MCCM, FAAPL (Hon)
President & CEO
American Association for Physician Leadership
Washington D.C.

一名患者，从上午 6 点开始，在医院排了 2 小时的队，挂了号，然后又在候诊室等了一个多小时，终于见到了医生，结果医生态度冷漠，好像对看病不上心，三言两语就看完了病，整个过程不超过 2 分钟。试想这名患者会有何感受？

可能很多人都有过类似的经历，这样的场景是当下复杂医患关系的一个缩影。医生的冷漠和敷衍映射出当前医疗系统面临的一个挑战——医护人员的工作倦怠。工作倦怠是个体在工作重压下产生的身心疲劳与耗竭的状态，具体表现为情感耗竭、人格解体和个人成就感减弱。处于工作倦怠的医护人员，可能表现为对患者冷漠、对工作麻木、缺乏同理心，以及难以集中注意力投入到工作中。美国医学信息网站 Medscape 出具的 2021 年最新报告显示，有 47% 的医生经历工作倦怠，比 2020 年增加了 5% [1]。中国最新的一项研究显示，60.8% 的医疗专业人员存在至少一种倦怠症状，而 11.2% 的医疗专业人员存在所有三种倦怠症状 [2]。可见，工作倦怠已成为医疗系统面临的一个重大挑战。

工作倦怠引发的后果是严重的。工作倦怠会导致医疗服务质量降低、医疗成本增加、缺勤率和离职率增加、用人成本增加，严重的还会导致医疗错误和医疗安全事故。医生工作倦怠每年使美国医疗保健行业损失 46 亿美元 [3]。在人口老龄化和 COVID-19 的双重背景下，这个数字更引人深思。

从根本上说，工作倦怠并不是个人问题，而是一个系统问题。没有哪一个曾经宣誓过希波克拉底誓言的医学生在刚踏上工作岗位时就主动选择倦怠。个人的压力和问题导致的工作倦怠只是很少的一部分，系统和社会层面的诱因才是最主要的，其中包括工作时间长、工作与生活的平衡被打破、医生自主权丧失、行政工作烦琐、管理程序复杂、面临医疗诉讼的风险、医患关系紧张，以及社会对医疗专业人员存在过高期望等。当这些诱因的共同作用累积到一定程度时，就足以成为"压垮骆驼的最后一根稻草"。

工作倦怠已成为阻碍医疗系统良性发展的一个挑战，患者、医护人员、医疗机构乃至整个社会都亟须改变工作倦怠这样现状。本书的原著者有着丰富的理论和实践经验，他们从弹性医疗管理的角度提出了个人层面和系统层面的解决方案。本书篇幅虽不长，但其传递的思想却值得思考和借鉴。笔者将本书翻译出版，也是希望能为减少我国医护人员的工作倦怠提供思路。本书面向的读者群体很多，可以是医学生、医护人员，也可以是医院管理人员、医疗政策的制定者、医疗管理领域的研究学者，还可以是关心医护工作倦怠问题，以及期望改善医患关系的广大患者。

希望读者能从书中得到一些启发。

王 岳 王江颖

参考文献

[1] Physician Burnout & Depression Report 2022: Stress, Anxiety, and Anger. https://www.medscape.com/slideshow/2022–lifestyle-burnout-6014664

[2] Xiao, Y, Dong, D, Zhang, H, et al. Burnout and Well-Being Among Medical Professionals in China: A National Cross-Sectional Study. Frontiers in public health, 2022, 9:761706.

[3] The Economic Cost of Physician Burnout. https://www.cma.ca/physician-wellness-hub/resources/burnout/economic-cost-of-physician-burnout

目　录

致　谢

特别感谢丹·埃德尔曼（Dan Edelman）博士对本书的贡献，尤其是他对电子病历发人深省的见解和讨论。

第 1 章　我们是如何到今天这一步的

George Mayzell　著　　王江颖　译

　　成为一名医护人员一直是件充满困难和挑战的事。学生要想进入医学院或护理院校学习，就意味着要经历许多不眠之夜，承受许多压力，因为在其中的竞争很激烈。学生要通过内部的选拔流程和"在职培训"，为从事这项充满困难和挑战但有机会获得高额回报的事业做准备。当一个人首次决定进入医疗行业时，通常都会经历这些。他们要完成培训流程，这需要一定的毅力，因为这个过程伴随着无休止的学习、熬夜，以及同患者沟通时遇到的困难。这些经历可以让医护人员变得足够灵活和坚韧，从而能够应对困难和挑战。

　　当你和医护人员交谈时，他们中的大多数人都觉得他们得到的比初入职场时预期的多得多。没有人能预料到额外的行政负担和行政监督义务是他们日常医疗工作的一部分。除了这些挑战之外，还有电子病历的负担。电子病历并没有使医疗工作变得更容易。电子病历有很多优点，但很少有医护人员觉得电子病历让他们的工作变得更轻松或高效。而且卫生经济学的新业务压力促使大多数医生采用新的雇佣模式，这可能会形成一些挑战，并且在许多情况下与他们最初的职业预期不同。

　　以上所有因素都导致在当今环境下行医的压力越来越大。同时也引发了外界对医生工作倦怠的日益关注。

　　最近，关于"工作倦怠"一词的争论很多。人们普遍认为工作倦怠具有负面含义，似乎暗示的是个人的失败，即工作倦怠似乎意味着这个人无法忍受工作环境的压力。接着出现了几个新词，其中包括"精神损伤"和其他类似的词 [1]。 我们喜欢用"幻灭"这个词，因为预期和现实之间似乎确实存在差距。这种挫败感似乎来源于解决非患者照护问题时遇到的困难，这些问题会妨碍患者照护工作。

有趣的一点在于，如果我们向前回顾 15 年或 20 年，会发现，当时的我们并不会看到或者意识到今天我们所面临的工作倦怠程度。当然，工作倦怠在过去也是存在的，但与我们今天所看到的情况相去甚远。在过去，医生的工作时间比现在短吗？是工作和生活的平衡变少了吗？我不这么认为。在这里，我们假设实际上与医护人员可能投入的额外工作或额外时间无关，更多的是因为新的压力，例如，缺乏控制、缺乏尊重、行政负担增加和医患关系不佳。和过去相比，如今的情况发生了变化。考虑到这一点，我们必须关注当今与过去"有什么不同"，这样我们才能缓解其中的一些问题。

"工作倦怠"一词最初是由美国心理学家赫伯特·弗洛伊登伯（Herbert Freudenberger）于 20 世纪 70 年代提出。他对工作倦怠综合征的定义是"在工作场所中，因对精力、体力或资源的过度要求而变得筋疲力尽" [2]。 虽然媒体也使用这个术语，但它不算是一个描述性术语。我们真正经历的是医护人员的"幻灭"。

幻灭是指对医疗体系的期望和实际的自主权之间存在偏差。这包括引入新的雇佣模式、新的患者模式，以及任用医院医生、危重病学专家等高级实践专业人员。这些事情以无法完全预料的方式分散了医疗重心，并对医务工作者的体验产生了负面影响。

这些压力和意想不到的行政负担使许多医护人员对他们的职业选择不太满意。这些压力虽然会导致一些不满，但需要将其与工作倦怠区分开来。医疗工作中的日常压力有时可能是对外部压力的适应性反应，能促使医护人员更专注于工作、提高效率。而工作倦怠的作用恰恰相反。工作倦怠的主要指征是身体的疲惫和精神的冷漠[3-5]。显然，这不是有益的现象。

据估计，每年有 300～400 名医生自杀。这相当于每 10 万名医生中，就有 28～40 名自杀。医生的自杀率远高于公众的自杀率。大多数人认为这个数字被严重低估了。从 20 世纪 20 年代开始，就有关于医生自杀的记录，医生自杀被认为是一个问题。与医生的自杀率形成鲜明对比的是公众的自杀率仅为 12.3/10 万。这是一个通常不会公开讨论的话题。医生的自杀可能与抑郁症和药物滥用问题相关[6, 7]（图 1-1）。

医生在想什么

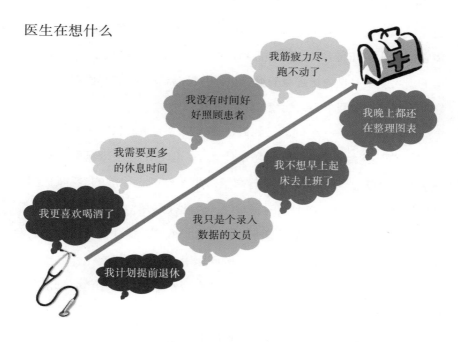

图 1-1　医生的想法和说法

对医生群体的抑郁症、精神疾病、药物滥用和自杀问题的污名化远比普通公众的更为严重。患者对医院和医生的信任也会大打折扣。培训过程中练就的克制和严谨精神会让医生忽略这些非常现实的问题，而不是去寻求帮助。

　　还有一个非常现实的有关医生执照的问题，医生暴露这些问题会面临着失去生计的风险。如果心理健康问题或药物滥用问题泄露，那么医生在医院、付款方，以及执照中申请员工特权时也可能面临风险。

　　考虑到这一点，我们如何增强医生的弹性呢？弹性是医生的选拔和培训过程的一部分。我们如何通过弹性把注意力集中在改善病患照护质量和提高医护人员的幸福感上呢？

　　美国心理学会将弹性定义为"面对逆境、创伤、悲剧、威胁或重大压力时能够很好地适应的过程"[8]。有时这就是医护人员的感受，他们感觉自己被扭弯、压缩和拉伸。这种弹性能使我们进入好的状态，我们希望它能防止工作倦怠的灾难性症状。与工作倦怠相对的是医生和护理人员的投入度。这是防止倦怠的良药。弹性是倦怠和投入之间的弹性部分，它不断将我们拉回中心，让我们保持理智。

　　更具挑战性的一个问题是我们仍在定义"工作倦怠"一词。我认为目前我们已经大致了解工作倦怠是什么了，但它的发生率和所造成的影响仍需要研究。当研究人员查看衡量医生工作倦怠程度的各种研究时，他们发现这些研究存在很大的异质性，因此很难归纳出一致的数据。工作倦怠的发生率差异很大，范围为 $0\%\sim80.5\%$ [9]。这使得估算真实的发生率变得非常困难。这是一个二分的问题吗，即有或没有工作倦怠？还是一个可以分类的具有倦怠程度的连续变量？工作倦怠和重度抑郁之间也有很多重叠，这个方面需要进一步探索[8]。

　　医疗行业以外的人可能很难理解为什么医疗工作者会出现工作倦怠。他们理解医疗工作者的一些情绪压力，但他们不理解额外的压力。他们眼中的医生是接受了五到十年或更长时间的大学教育的人，是智力高于平均水平的人，是有房有车并能把孩子送到私立学校上学的人。他们知道医生是一个受人尊敬的职业，既然这样，医生们为什么还会有这么多抱怨呢（图 1-2）。

- 超负荷工作
- 缺乏控制
- 奖励不足
- 不公平
- 团体分裂
- 价值观冲突

图 1-2　工作倦怠的来源

引自 Maslach & Leiter, 1997. "The Truth About Burnout: How Organizations Cause Personal Stress and What to Do About It."

他们不明白的是，医护人员（尤其是医生），在培养过程中没有接受关于如何应对医疗体系新的复杂性相关的培训，比如基于团队的医疗服务、领导责任、新的雇佣结构和新的政治环境。医疗工作不仅只是照顾患者，还要能够在这个体系中游刃有余，确保患者得到良好的护理，同时能够把护理的过程记录在非用户友好的电子病历中，还要学会如何与一个喜欢打官司的社会打交道。

我们正在探索评估工作倦怠的不同工具，试图把看起来很复杂的东西变简单。虽然我们都知道工作倦怠是什么，但我们仍然没能真正很好地去处理它。

马斯拉赫工作倦怠量表（MBI）的发明者克里斯蒂娜·马斯拉赫（Christina Maslach）将工作倦怠定义为"由于个人的价值观、尊严、精神和意志的退化而导致的灵魂侵蚀[10]。"这个定义在今天的医疗环境下似乎显得更加真实。

重要的是不要将压力与工作倦怠混淆。压力可能是一种适应性机制，在这种机制中，身体对困难情况的反应会引发逃跑或者攻击反应，从而推动身体前进。压力是一种暂时的情绪，当我们远离压力源时，身体会恢复并正常运作，之后会再次承受压力（图 1-3）。

• 以过度投入为特征	• 以不投入为特征
• 情绪过度活跃	• 情绪消沉
• 产生紧迫感和功能亢进	• 产生无助感和绝望感
• 失去活力	• 失去动力、理想和希望
• 导致焦虑症	• 导致脱离和抑郁
• 主要损害身体	• 主要损害精神
• 可能会过早地毁掉你	• 可能让生活显得无价值

图 1-3　是压力还是工作倦怠

改编自 https://keydifferences.com/difference-between-stress-and-burnout. html [11]; https://www. 15minutes4me. com/differ ence-stress/ [12]; https://academic. oup. com/ bjaed/article/17/10/ 334/3865410 [13]

成为一名医生或医务工作者会让人感到有压力，不过这在培训过程中就得到了解决。新的压力来自行政压力，行政压力已经成为医生和护士日常生活的一部分。他们没有接受过相关的培训，不知道怎么适应这种新压力。工作和生活平衡的缺乏、24 小时的信息周期、智能手机、社交媒体和即时通讯只会增加医护人员工作环境和非工作环境的压力。

此外，最近发生的一些事件促使医护人员正式承认工作倦怠是一种综合征。根据世界卫生组织（WHO）的描述，工作倦怠综合征现在有 8 种官方争端。但工作倦怠还尚未被列入《精神疾病诊断与统计手册（DSM）》。尽管现在可以诊断工作倦怠，但问题是诊断术语仍然是定性的，而不是定量的 [14] 这将在后文中进一步讨论。

在本书中，我们希望采取一种不那么传统的方法来处理医护人员的工作倦怠和弹性问题。我的观点是，工作倦怠的病因更多的是源自医疗行业的变化、价值观和期望的变化，以及医生和患者价值观的变化。我希望更多地关注一些可以缓解这一现实问题的系统性和社会性解决方案。在可预见的未来，该问题有可能对我们的医疗保健服务模式产生直接影响 [15-18]。

参考文献

[1] Cheney, C. (2019, March 25). Are your physicians suffering from burnout – Or moral injury? Retrieved from https://www.health leaders-media. com/clinical-care/are-your-physicians-suffering-burnou-t-or-moral-injury.

[2] Heinemann, L.V., & Heinemann, T. (2017, March 6) . Burnout research: Emergence and scientific investigation of a contested diagnosis. *SAGE Open*, 7 (1), 1–12.

[3] Drummond, D. (2014). *Stop Physician Burnout: What to Do When Working Harder Isn't Working.* Heritage Press Publications, LLC.

[4] Khatri, B.O. (2018). *Healthcare 911: How America's Broken Healthcare System Is Driving Doctors to Despair, Depriving Patients of Care, and Destroying Our Reputation in the World.* Milwaukee, WI: Hansa House Publishing, LLC (in collaboration with HenschelHAUS Publishing, Inc.)

[5] Maslach, C., Schaufeli, W.B., & Leiter, M.P. (2001). Job burnout. *Annual Review of Psychology*, *52*, 397–422.

[6] Castellucci, M. (2018, September 29). Healthcare industry takes on high physician suicide rates, mental health stigma. Retrieved from http://www. modernhealthcare.com/article/20180929/NEWS/180929 901.

[7] Anderson, P. (2018, May 8). Doctors' suicide rate highest of any profession. Retrieved from https://www.webmd.com/mental-health /news /2018 0508/doctors-suicide-rate-highest-of-any-profession.

[8] The road to resilience, American Psychological Association members publication. Retrieved from HT to//WWW.APA.org/ help center/road-Resilience.

[9] Schwenk, T.L., & Gold, K.J. (2018, September 18). Physician burnout-A serious symptom, but of what? *JAMA: The Journal of the American Medical Association*, *320*(11), 1109–1110.

[10] Drummond, D. (blog post, n.d.). Physician burnout: Why it's not a fair fight. Retrieved from https://www.thehappymd.com/ blog/bid /295048/ physician-burnout-why-its-not-a-fair-fight .

[11] Surbhi, S. (2017, November 11). Difference between stress and burnout. Retrieved from https://keydifferences. com/difference-be-tween-stress-and-burnout. html.

[12] Differences between stress and burnout? – 15 minutes 4 me. Retrieved from https://www.15minutes4me. com/difference-stress/.

[13] Wong, Adrian View-Kim, & Olusegun, Olusanya (2017, October). Burnout and resilience in anesthesia and intensive care medicine. *BJA Education*, *17*(10), 334–340. Retrieved from https://academic.oup. com/ bjaed /arti cle/17/10/ 334/3865410.

[14] Borysenko (2019, May 29). Karlyn burnout is now an officially diagnosable condition; here's what you need to know about it. *Forbes*.

[15] Cheney, C. (2019, February 22). Physician burnout rate drops 10.5 points after spike. Retrieved from https://www.healthleadersmedia. com/clinical-care/physician-burnout-rate-drops-105–points-a-fter-spike.

[16] El-Aswad, N., Ghossoub, Z., & Nadler, R. (2017). *Physician Burnout: An Emotionally Malignant Disease*. North Charleston, SC: CreateSpace Independent Publishing Platform.

[17] Wolf, M., & Gillis, S. (2017). *The Other Side of Burnout: Solutions for Healthcare Professionals*. Indianapolis, IN: Dog Ear Publishing.

[18] Comas-Diaz, L., Luthar, S.S., Maddi, S.R., O'Neill, H.K., Saakvitne, K., Tedeschi, R. (2014). The road to resilience. *American Psychological Association*. Retrieved from https://www.apa. org/ helpcenter/road-resilience.

第2章 什么是工作倦怠："医生幻灭综合征"

George Mayzell 著　王江颖 译

工作倦怠具有三个不同的方面，其中包括情绪衰竭、人格解体，以及个人成就感降低，这会让人感觉工作效率下降 [1, 2]。这三个方面都存在才符合工作倦怠的定义。问题是，目前还没有一个公认、客观的对工作倦怠的定义。这导致我们很难与前人的研究进行对比，也很难在整个医疗系统中准确识别出工作倦怠的个体。工作倦怠已经存在了很长时间，然而，直到最近它才成为公众注意的焦点。

定 义

- 工作倦怠是以情绪衰竭、人格解体和个人成就感降低为特征，并会导致工作效率下降的综合征 [3]。
- 工作倦怠是以情绪衰竭、人格解体和个人成就感缺乏为特征的长期压力反应 [3]。

工作倦怠的发生率似乎在增加，从 2011 年的 45.8% 上升到 2014 年的 54.5%。令人震惊的是，超过 50% 的医生都存在某种程度的工作倦怠，高级实践提供者、护士和其他临床工作人员也存在工作倦怠 [4]。当然，这些数据也是极具争议性的，因为没有一致和客观的工作倦怠定义。没有一致的定义，那么与任何公开的数据都很难比较。但显而易见的是，这对医生和医疗保健机构来说是一个重大问题，必须尽快处理。

　　最近发表在《梅奥诊所学报》上的一篇文章指出，工作倦怠的发生率实际下降了十多个百分点。现在还不能判断这种趋势只是昙花一现还是真正的改善[5]。我们很难知道医生们是否真的在适应这些变化，机构是否认识到了工作倦怠并开始实施有效的解决措施。还存在一种可能，工作倦怠的医生离开了医疗行业或提前退休了，所以数据是有倾斜的，这样就会显得状况有所改善了。希望一些倡议和对这种综合征的新认识可以推动变革。而时间会证明一切。大多数研究仍表明，整个医疗系统的工作倦怠发生率是相对持平，甚至是增长的。

　　医生就业的趋势、电子健康记录（electronic health record，EHR）的采用、增加的文件，以及法规和时间压力都被认为是导致医生产生工作倦怠的重要因素。医生的培养侧重于照顾患者，而很少强调当今医疗环境中的管理挑战。作为个体接受培训的医生，刚刚认识到学习团队方法和领导技能的需求，并意识到掌握这些内容的必要性。基于团队的医疗服务有可能对病患照护和处理一些具有挑战性的非患者活动产生积极影响。这需要在医生的培训层面和实践层面上实现重大的文化转变。

　　当今医疗环境的挑战不仅仅是由于额外的工作，也不仅仅只是工作和生活缺乏平衡的问题（尽管两者都是显著的影响因素）。真正的问题源自对病患照护没有任何意义的行政负担，以及对医疗服务的错误期望所产生的挫败感。医学实践中的期望与现实的并列是第1章中定义的医生幻灭或精神损伤的一部分。正是这些与病患照护无关的新压力与医生的价值观脱节。在今天的医学实践中，出现了越来越多的行政职责，这些职责不会直接或间接地增加对患者的护理。例如，输入电子病历、通过考试，以及写一些文职人员可以轻松完成的文件。其中许多因素是高效和有效地实践良好护理的障碍（图2-1）。

工作时间	相同或增加
工作生活平衡	仍是个问题（尤其是千禧一代）
自主权	下降
文案工作	增加（电子病历）
电子病历的挑战	出现新挑战或增加
雇佣状况	成为雇员
收入	下降
开销	增加
职业的受尊敬程度	下降
患者与医生的联系	失去联系
透明度	增加
责任	增加

图 2-1　过去 10 年医疗行业的变化

机构层面的工作倦怠

工作倦怠在机构中可能并不明显。如果机构没有刻意寻找它或直接测评它，那么工作倦怠的症状可能是间接的，甚至可能是微妙的。如旷工、医疗差错、人员流动、无法适应新角色、医生的不良行为等许多因素可能是出现工作倦怠症状的核心指标。这些工作倦怠的间接迹象可能是压力、愤世嫉俗的心态，以及挫败感造成的。在当今时代，每个医疗保健组织都必须使用一种方法的工具定期测评工作倦怠。这应该成为首席执行官和董事会级别的一个待办事项。后面我们会详细谈到这部分。从机构层面来看，减轻医生工作倦怠可能是一个医疗保健组织最终成功或失败的关键因素。更投入的医护人员对一个医疗保健组织的营收和安全都有积极的影响（图 2-2）。

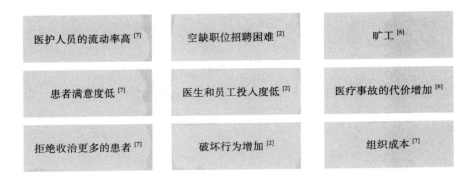

医护人员的流动率高 [7]	空缺职位招聘困难 [2]	旷工 [6]
患者满意度低 [7]	医生和员工投入度低 [2]	医疗事故的代价增加 [6]
拒绝收治更多的患者 [7]	破坏行为增加 [2]	组织成本 [7]

图 2-2 机构层面工作倦怠的微妙迹象

个人层面的工作倦怠

在个人层面，也可能存在同样的微妙迹象。通常，工作倦怠的症状会间接地显现，而不是以疲惫、冷漠、效率低下等主要症状的形式出现。通常是配偶、家人或朋友先注意到此类症状，他们可能不会了解其意义或病因。医护人员在工作中非常擅长掩饰这些症状，也非常不愿寻求帮助。让这个问题更复杂的因素是，人们对医生和医疗缺乏了解。而且毫不夸张的是，寻求心理健康资源的医护人员会被污名化，污名化对患者、医疗实践和医生执照的获得都有重大影响。

通常，工作倦怠的后果比实际的症状更明显。医生的药物滥用、关系破裂、缺乏对细节的关注和抑郁等在与家人和朋友相关的个人层面上可能更为明显，工作倦怠的病因并不总是明显的 [7]。对家人和朋友来说，了解工作倦怠症状的一些基本知识并高度怀疑是很重要的，因为这可能会产生重大的个人后果。如图 2-3 所示，我们可以看到一些影响重大的症状，其中包括抑郁和自杀。

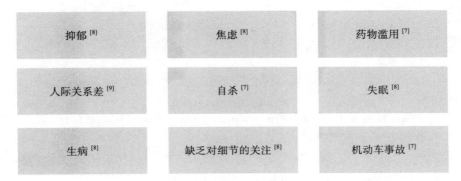

抑郁 [8]	焦虑 [8]	药物滥用 [7]
人际关系差 [9]	自杀 [7]	失眠 [8]
生病 [8]	缺乏对细节的关注 [8]	机动车事故 [7]

图 2-3　工作倦怠的个人指征和症状

提高投入度

　　帮助医护人员减轻工作倦怠症状的一种办法是鼓励他们提高投入度（在第 12 章详细讨论）。提高了投入度，医生、护士和其他医务工作者将会更积极地投入到以患者为中心的医疗中，从而确保医疗保健组织的成功。一个促进投入度的医疗保健组织可以大幅度地降低其医护人员产生工作倦怠的风险。由此也引出了"弹性"一词。弹性也被称为"组织毅力" [10]。

　　这种弹性或毅力可以帮助医疗保健组织应对医疗行业的一些变化。当然，个人的弹性是在个体层面保护每个人。当个人的弹性集中到一起时，就能够塑造机构的文化和毅力 [11-14]。这是一种内在的储备力量，有助于抵抗导致工作倦怠的压力。工作倦怠、弹性和投入度等因素的相互作用是确保医疗保健组织在不断变化的医疗保健服务模式中保持健康并蓬勃发展的关键因素（图 2-4）。

工作倦怠	投入
• 筋疲力尽	• 精力充沛
• 愤世嫉俗	• 尽职尽责
• 低效	• 高效

图 2-4　工作倦怠和投入

改编自 Taris, W. Toon (2017) Burnout and Engagement: Identical Twins or Just Close Relatives, Sciencedirect 53-11

　　医疗保健组织必须学会在这个瞬息万变的医疗环境中适应和快速调整战略。这种适应性有助于医疗保健组织维持弹性和获得最终的长期成功 [15-19]。

工作倦怠会影响医疗保健中的每个人

　　工作倦怠会影响医疗保健中的每个人，其中包括医学生、实习生、护士和其他护理人员。医疗体系中的每个人都不同程度地受到同样的压力影响。非常令人担忧的是，在医生和其他医疗工作者职业生涯的早期，工作倦怠就会产生影响。这可能是导致职业生涯缩短的原因，同样工作倦怠也不利于组织文化的发展。例如，如果主治医生和带教人员自己出现了工作倦怠，他们的学生和住院医生也会受到影响，会产生一种倦怠的文化。这会产生一种恶性循环，倦怠的医生会带出更多倦怠的学生。

　　一线工作人员面临的风险最高，而内科医生和家庭医生这样的初级保健医生最容易出现工作倦怠的迹象和症状。图 2-5 展示了不同专业的工作倦怠风险。

高风险专业	低风险专业
• 泌尿科	• 肾病科
• 神经内科	• 病理科
• 物理医学与康复科	• 眼科
• 内科	• 耳鼻咽喉科
• 急诊医学科	• 整形外科
• 家庭医学科	• 皮肤科

图 2-5　不同专业有不同的倦怠率

引自 National Physician Burnout, Depression and Suicide Report 2019; *Medscape*
https://www.medscape.com/slideshow/2019-lifestyle-burnout-depression-6011056

总结

　　工作倦怠无处不在，它会影响包括医生、护士和住院医在内的所有医务工作者。它会对医生、医务工作者、他们的家人，以及他们所服务的医疗保健组织有直接的影响。尽管工作倦怠的症状可能很明显（也可能不明显），但机构层面和个人层面的一些迹象都有着深远的影响。重要的是，医生、医疗保健组织、家庭和其他人需要迅速识别工作倦怠的迹象和症状，并迅速采取行动，尽量在个人层面解决这个问题。从长期来看，还需要在机构层面和社会层面解决。工作倦怠对医疗保健服务的长期影响怎么强调都不为过，医学界、政府和社会必须认识到此危机的巨大影响和潜力，必须以积极主动的态度解决这个问题[20-22]。

参考文献

[1] Maslach, C., Schaufeli, W., & Leiter, M. (2001). Job burnout. *Annual Review of Psychology*, *52*, 397–422.

[2] DeChant, P., & Shannon, D.W. (2016). *Preventing Physician Burnout: Curing the Chaos and Returning Joy to the Practice of Medicine*. North Charleston, SC: CreateSpace Independent Publishing Platform.

[3] Drummond, D. (2014). *Stop Physician Burnout: What to Do When Working Harder Isn't Working*. Charleston, SC: Heritage Press Publications.

[4] Gooch, K. (2018). Why physician burnout jumped to 54% over 3 years. Retrieved from https://www.beckershospitalreview.com/workforce/why-physician-burnout-jumped-to-54–over-3–years .html .

[5] Cheney, C. (2019). Physician burnout rate drops 10.5 points after spike. Retrieved from https://www.healthleadersmedia .com/clinical-care/physician-burnout-rate-drops-105–points-after-spike .

[6] Cheney, C. (2018, June 21). Two kinds of interactions reduce physician burnout. *HealthLeaders Analysis*. Retrieved from https://www.healthleadersmedia. com/clinical-care/two-kindsinterventions-reduce-physician-burnout.

[7] West, C.P., Dyrbye, L.N., & Shanafelt, T.D. (2018). Physician burnout: Contributors, consequences, and solutions. *The Association for the Publication of the Journal of Internal Medicine, 283*(6), 516–529.

[8] Bourg, S. (2013, November 26). The tell tale signs of burnout . . . do you have them? Retrieved from https://www.psychologytoday.com/us/blog/high-octane-women/201311/ the-tell-talesigns-burnout-do-you-have-them.

[9] Mindgarden physician burnout solutions. Retrieved from https:// www.mindgarden.com/content/ 34–physician-burnout-solutions .

[10] Lee, T.H., & Duckworth, A.L. (2018, September-October). Organizational grit-Turning passion and perseverance into performance: The view from the health care industry. *Harvard Business Review*, Sept-Oct issue, 98–105.

[11] Taris, W.T., Ybema, J.F., & Beek, Iv (2017). Burnout and engagement:

Identical twins or just close relatives? *ScienceDirect*, 5, 3–11.

[12] Kane, L. (2019, January 16). Medscape national physician burnout, depression & suicide report 2019. Retrieved from https:// www.med scape. com/slideshow/ 2019–lifestyle-burnout-depression-601105 6.

[13] Berg, S. (2019, March 19). How burnout in physicians compares to other professional degrees. Retrieved from https://www. ama-assn. org/ practice-management/physician-health/how-burnout-physicians-compares-other-professional-degrees .

[14] Cheney, C. (2019, March 25). Are your physicians suffering from burnout – Or Moral Injury? Retrieved from https://www. healthleadersmedia .com/clinical-care/are-your-physicians-suffering-burnout-or-moral-injury.

[15] El-Aswad, N., Ghossoub, Z., & Nadler, R. (2017). *Physician Burnout: An Emotionally Malignant Disease*. North Charleston, SC: CreateSpace Independent Publishing Platform.

[16] Khatri, B.O. (2018). *Healthcare 911: How America's Broken Healthcare System Is Driving Doctors to Despair, Depriving Patients of Care, and Destroying Our Reputation in the World*. Milwaukee, WI: Hansa House (in collaboration with Henschel HAUS).

[17] Koeck, P. Difference between stress and burnout? Retrieved from https://www.15minutes4me. com/difference-stress/.

[18] Kimmell, J. (2018, October 30). The 5 biggest risk factors for physician burnout, according to our, 13,371–physician survey. Retrieved from https://www.advisory. com/_apps/dailybriefingprint? i={5A855D10–3247–42CF-B138–FAD00EF506B4}.

[19] Larson, J. (2018, September 11). The leading cause of physician burnout. Retrieved from https://www.staffcare.com/the-leading-ca-use-of-physician-burnout/?utm_source=pardot&utm_medium=email &utm_campaign=sc-newsletter-9. 20.18 _st.

[20] Surbhi, S. (2016, August 10). Difference between stress and burnout.

Retrieved from https://keydifferences.com/difference-between-stress-and-burnout. html.

[21] Wolf, M., & Gillis, S. (2017). *The Other Side of Burnout: Solutions for Healthcare Professionals*. Indianapolis, IN: Dog Ear.

[22] Wong, A.V., & Olusanya, O. (2017). Burnout and resilience in anesthesia and intensive care medicine. *Oxford Academic*, *17*(10), 334–340.

第 3 章　查看因果关系

George Mayzell　著　　王江颖　译

我们将从多个角度探讨工作倦怠，其中重点关注三个不同的方面。首先是个人 / 专业医生的角度；其次是机构的角度，机构通常指医院或医疗系统；最后，我们再从社会和环境的角度探讨工作倦怠的病因。

专业和个人

埋怨个体医生或医务工作者有工作倦怠是不成熟和不理智的。虽然的确可能存在由个人压力和问题导致的工作倦怠，但从根本上说，工作倦怠仍然是一个系统问题。这其中有一些因果关系。个人问题可能会使人们更容易出现工作倦怠，但是工作中的挑战和压力也会加剧这些个人问题。事实上，有些人确实比其他人更能承受来自工作和生活的压力，不过这些是通过遗传和环境的共同作用塑造出来的性格特征，目前尚不清楚是什么决定了一个人适应压力源的能力。

在大多数情况下，工作倦怠是一个系统和社会层面的问题，必须从系统和社会的角度来处理。有研究发现，只有 20% 的工作倦怠源于个人的性格和行为。根据辛斯基（Sinsky）博士的说法，大多数的工作倦怠是系统层面造成的 [1]。行医所涉及的压力源以及行政负担显然是导致工作倦怠的最大影响因素。我们要直接解决这些问题，而不仅仅是关注医生个体的弹性和压力源。

医护人员的个体层面显然受到了最多的关注。一个人固有的弹性受到许多正负作用力的影响。要成为一名医护工作者，需要具备弹性，没有一些基本的"毅力"，就不可能完成系统的医学培训[2]。但在走上医疗工作岗位之后，这种弹性会被其他压力源抵消。人们会事先考虑到走上医疗工作岗位要面对的挑战和要付出的努力和精力，这是一个自我选择的过程，在这个过程中可以筛选出拥有韧性、专注和坚定的人群。想成为一个真正的医生，就要经历一个乏味并且充满挑战的过程。对这个过程有一个合理的假设，即经历了这个过程的人会更有弹性。最先出现也是最明显的一个挑战是，医生很难把握工作和生活的平衡，因为在医疗行业中的人们都有一个紧凑的工作时间表。

很难相信在过去 20 年中，医疗领域的工作发生了如此大的变化。至少在我看来，我们接下来要讨论的所有事情都违背了这种工作与生活的平衡和工作时间表，因此造成了期望与现实的不匹配，从而产生了我们所说的"医生幻灭"或"医护人员的幻灭"。

我认为造成这种日益严重的不匹配最重要的一个影响因素是随着医学实践的变化而来的医生自主权的丧失。现在的医生更像是大型医疗系统的雇员，其管理人员却不是医生。

执业医生最吸引人的一个方面是它的独立性，医生拥有自主权和自由决策权。但是随着雇员和"管理式医疗"的出现，医生丧失了许多自由决策权。研究证明，更良好的患者沟通对医生的工作倦怠会有积极影响[3, 4]。医学最不吸引人的一个方面，也是导致工作倦怠的一个重要因素，是行政负担，这些负担会成为病患照护的阻碍。在后文我们会详细讨论这一点。

医疗事故诉讼的风险已经消退，但它似乎永远存在。医疗行业的人都知道，它是一个非常私人的问题。在大多数情况下，被起诉的不仅仅是医院或机构，还有个人。起诉是针对个人的，随之而来的情绪也是个人的。因被起诉而要承担的经济和法律后果也会影响个人的收入。被起诉后医护人员未来的方向也很难确定，因为未决诉讼可能会影响他们的重新任命或就业。这对医生而言，无疑是另一个压力源。

　　紧接着的话题是医患关系的变化。大多数医生和其他医护人员进入医学领域的原因是医患之间的良好关系。但医患关系在过去几年里发生了急剧的变化。目前，有重症监护医生、住院医生、专业护理机构人员等常与患者交流。他们的沟通不畅，交接不完整，而且医患关系更多的是短期的而不是长期的。如果仔细想想，会发现它更像是一条流水线，而不是任何一种关系。患者可能会先去看初级保健医生，然后去看专科医生（通常没有沟通），然后去医院，由医院医生接诊，出院时由康复医生或其他专科医生负责。医院有个掌舵者负责协调各项医疗服务这句话像是个泡影，而不是现实。现在，以患者为中心的居家医疗照护模式和基于团队的医疗服务等新计划开始缓解医疗协调不足的问题。

　　另一个缓解因素是越来越多地任用高级实践提供者，如医生助理和执业护士。问题不在于我们是否应该任用这些高级实践提供者，而在于我们如何任用他们。通常情况下，高级实践提供者不是基于团队的医疗服务的一部分。他们要么是在人手不够的时候参与医疗服务，要么是在有急症患者的时候才会工作。在医院里，他们可能与初级保健医生没有任何关系，只与医院医生有关系。在这些临床模式中可能无法保留与初级保健提供者或专业医生的关系（图 3-1）。

医院 / 医疗保健服务系统

　　医生和其他医护人员从传统的私营诊所模式转向了新的雇佣模式。这种转换加剧了他们的自主权的丧失，使情况变得更具有挑战性。许多医生成为雇员是为了摆脱一些行政难题，也是为了给他们的电子病历提

- 工作和生活有冲突 [5]
- 年纪小于 55 岁 [6]
- 女性 [6]
- 有孩子 [7]
- 配偶是医生 [7]
- 处于职业生涯中期 [5]
- 牵涉进医疗事故案件中 [8]

图 3-1　导致工作倦怠的个人风险因素

供资金。随着超过 50% 的初级保健医生受雇于医院 [9]，这种模式正在发生变化，加剧了医生的自主权的丧失，增加了更多的工作倦怠。

行政工作和文书工作变得越来越耗时。日益增加的行政负担似乎看不到头。行政工作很多，例如，要获得检测和药物批准，需要预授权或预认证，甚至在医院内部要获得某些药物的批准，也需要咨询专家。这些工作都非常烦琐，更重要的是，会占用进行临床工作的时间。

医院曾经是医生的聚集中心。曾经，医生们可以在休息的时候分享见闻，增加彼此之间的感情。但这种体验正在消失。越来越多的初级保健医生，甚至许多专科医生，都选择不去医院，而是让医院医生代替他们的工作。这在初级保健领域很常见，但"专科医院医生"正变得越来越普遍。这减少了医生之间互动的机会。医生之间的互动不仅有利于增进医生的友情，对于患者照护沟通也很重要。过去，许多关于病患照护的对话都是以这种非正式的方式进行的，从而使医生之间可以更好地协调护理。虽然新的医疗服务模式也有好处，但许多待解决的沟通问题会使医疗工作更加分散。

医学会和其他正式或非正式的医生组织是医生重要的专业社交场所或私人社交场所。医师协会是各种医生群体之间增进友情和交流的重要途径。近年来，这些协会已经不再是这些重要互动的核心场所了。

医生面临的另一个挑战是这些新的医疗保健服务模式失去了公平性。通常，就病患照护和医疗策略作出重要决策的管理者或领导者不是医生。虽然他们可能不会以直接的方式影响到临床护理，但他们做出的一些决策可能对病患照护会有直接的影响。例如，什么时候开放核磁共振检查服务、是否要再买一台 CAT 扫描仪、是否要提供其他的高端医疗程序，甚至医院周末的值班人员配备都是由他们决定的。还有管理式医疗保健组织。在这些机构里，某些程序是否获得批准或付款遭到拒绝都会影响医疗过程。让不是医生的领导者做这样的决策，本身就是不公平的，这种不公平性会让医生感到非常沮丧。

另一个挑战是互联网上的海量信息。虽然有很多正确的信息，但也有很多不准确的信息需要处理。这种互联网上的错误信息和过量信息，会大大增加医生与患者和家属的沟通时间。医生在确保患者满意的同时，还要协调办公和问诊的时间。这是一种很大的挑战，因为这增加了出现医生压力和工作倦怠的可能性。当然，我们所有人都希望患者能够更好地获得更准确的信息。但问题是，错误信息和正确信息一样多，医生要花很多时间辟谣才能证明那些虚假宣传和"灵丹妙药"是错的。

因为上述的因素影响，所以才有了电子病历。现在的电子病历存在诸多争议。很多人认为电子病历是为更好地计费和编码设计的，而不是为患者设计的。医生很难从中获取信息以进行日常医疗决策，也很难将信息录入其中。虽然有的人会说电子病历在病案追踪、病情趋势呈现、药物相互作用和其他预警方面都有好处，但医生普遍认为写电子病历需要花费太多额外的时间。医生在诊室给患者问诊时，要多花 50% 的时间看电脑屏幕[10]。电子病历系统必须快速发展才能发挥其潜力。新的人工智能技术和其他语音激活解决方案正在长期规划中。我们可以期待，终有一天，电子病历不仅可以改善患者护理，还可以最大限度地减少行政时间和行政干扰。

社会和环境

我们注意到，影响医护人员的最大社会和环境问题是人们对他们作为专业人士的尊重发生了变化。多年以来，医生已经成了"提供者"（provider），或者在某些情况下，被简称为"PCP"（patient care provider），即患者护理提供者。与以前不同，他们现在是卫生系统的雇员，有时候还会和其他的医疗保健服务提供者互换位置。与现实价值相比，这个问题会影响医生的预期价值。

社会对医生的期望也与过去不同。总的来说，人们现在对治疗有更直接的期望和更即时的需求。他们希望没有信息停滞时间，人们的期望是一年 365 天、每周 7 天、每天 24 小时都能获得医疗服务。为了迎合这种期望，随之出现了一些新的沟通方式，如远程问诊和移动医疗。智能手机让医生没法摆脱这种持续不断的沟通，因为这也属于医疗服务系统的一部分。这种情况还可能导致警报疲劳，从而使医生难以将真正的紧急情况与误报区分开来。

希望在不久的将来，医疗保健服务领域的信息都是"健康"的信息。这包括远程保健、远程医疗、可穿戴设备，甚至可能是社交媒体信息。在未来还面临很多挑战 [11-17]。

参考文献

[1] Berg, Sara (2017, November 2). To address burnout underlying causes, to team base care. Retrieved from https://www.ama-assn . org/ pract-ice-management/physician-health/address-burnouts-underlying-causes-look-team-based-care.

[2] Lee, T.H., & Duckworth, A.L. (2018, September-October). Organizational grit-turning passion and perseverance into performance: The view from the health care industry. *Harvard Business Review.* Retrieved from https://hbr. org/2018/09/organizational-grit.

[3] Henry, T.A. (2019, February 28). The key to tackling physician burnout: Listening to each other. Retrieved from https://www.ama-assn .org/ practice-management/physician-health/key-tackling-physician-burnout-listening-each-other.

[4] Berg, S. (2017, July 7). Better communication with patients linked to less burnout. Retrieved from https://www.ama-assn. org/practice-m-anagement/physician-health/better-communication-patients-linked-less-burnout.

[5] Henry, Tanya Albert (2019, February 11). Physician burnout: 10 working factors that hinder your well-being. Retrieved from https://www.ama-assn .org/ practice-management/physician-health/physician-burnout-10–work-factors-hinder-your-well-being.

[6] West, C.P., Dyrbye, L.N., & Shanafelt, T.D. (2018). Physician burnout: Contributors, consequences, and solutions. *The Association for the Publication of the Journal of Internal Medicine, 283,* 516–529.

[7] Rees, Laren (2015, August 7). 8 things that can put you at risk for burnout. Retrieved from: https://www.ama-assn. org/practice-manage ment/physician-health/8–things-can-put-you-risk-burnout .

[8] Beckers (2011, November 15). Malpractice lawsuits link to physician burnout, dissatisfaction. Retrieved from https://www.beckershospit-alreview.com/news-analysis/malpractice-lawsuits-linked-to-ph ysician-burnout-dissatisfaction.html.

[9] Medscape family medicine physician lifestyle, happiness and burnout report 2019. Retrieved from https://www.medscape .com/ slideshow/ 2019–lifestyle-family-medicine-6011113.

[10] Cohen, Jessica Kim (2017, April 4). Study: Physicians spend 50% of

their day on "desktop medicine". Retrieved from https://www. bec kershospitalreview.com/healthcare-information-technology/study-physicians-spend-50–of-their-day-on-desktop-medicine .html .

[11] Fred, H.L., & Scheid, M.S. (2018). Physician burnout: Causes, consequences, and cures. *Texas Heart Institute Journal, 45*(4), 198–202.

[12] Caliri, A. (2018, November 5). The root causes of physician burnout and practical options for addressing them. Retrieved from https://ww w.beckershospitalreview.com/hospital-physicianrelationships /the-root-causes-of-physician-burnout-and-practicaloptions-for-addressing-them. html.

[13] Runge, M.S. (2018, January 5). Opinion: It's time to treat physician burnout's root causes. Retrieved from https://labblog. uofmhealt h.org/ industry-dx/op inion-its-time-to-treat-physician-burnouts-ro ot-causes.

[14] Grinspoon, P. (2018, June 22). Physician burnout can affect your health. Retrieved from https://www.health. harvard.edu /blog / phys-ician-burnout-can-affect-your-health-2018062214093 .

[15] Aldinger, K. (2018, February 11). Addressing the main cause of physician burnout. Retrieved from https://www.medicaleconomics.c-om/article/addressing-main-cause-physician-burnout .

[16] Berg, S. (2019, March 19). How burnout in physicians compares to other professional degrees. Retrieved from https://www. ama-assn. org/ practice-management/physician-health/how-burnout-physicians-compares-other-professional-degrees.

[17] De Keyrel, A. (2017, February 3). The top 8 factors that cause physician burnout. Retrieved from https://www. mededwebs. com/blog/ well-being-index/the-top-8–factors-that-cause-physician-bur nout.

第 4 章　工作倦怠的后果

George Mayzell　著　　王江颖　译

　　工作倦怠会对个人层面的医疗保健提供者和系统层面的医疗保健机构造成影响，从而产生严重的后果。医生、护士和其他医务人员的工作倦怠会对患者接受的日常护理，还有患者安全造成重大影响。

　　它还会影响医疗系统的效率。随着人口老龄化，患者的就医需求增多，但医生数量可能存在短缺，医疗保健组织接诊容量不足的问题逐渐显现。医疗系统的效率降低也会有影响。工作倦怠的后果可以分为四个不同的类别：个人影响、患者安全和体验、组织影响和社会影响。

个人影响

　　工作倦怠对医生和其他医护人员都有影响，其中包括家庭场所和工作场所（医生诊所或医院）的影响。这些问题从医学院期间就开始出现了。医学生的工作倦怠率很高，达到 52.8%，出现不专业行为的可能性也更高 [1]。在制订解决方案时，我们必须记住，在医疗培训过程中要尽早关注工作倦怠问题。

　　相比于其他科室，外科医生有着更高的酗酒率，但显然酗酒会影响所有的医务工作者。还有研究显示，工作倦怠者的机动车事故发生率更高 [2]。医生的自杀率也比普通人群的要高，其中女性医生的自杀率更高 [3, 4]。

　　这种有破坏性的行为源于工作倦怠的其中一个方面，即人格解体，这可能对诊所或医院环境中的每个人产生直接影响，因为医生常常是主导医院文化基调的人。这种有害的文化常常会对医生自己造成影响，而且后果很难逆转。这种消极行为往往会变本加厉，并在家庭和工作中也营造出一种消极文化，形成恶性循环。有时很难将工作倦怠的后果与医护人员的个人生活和职业生活区分开来，似乎是工作倦怠的症状会介入并影响工作和生活的平衡。医护人员中的高离婚率、高抑郁率和高机动车事故率显示出工作倦怠增加了个人健康方面的影响。旷工、人员调整和其他事情属于职业方面的影响（图2-2和图4-2）。这些后果之间显然有直接的相互作用（图4-1）。

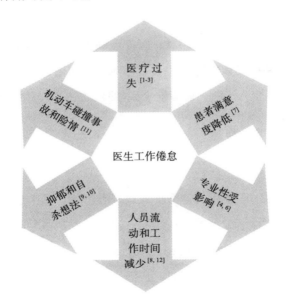

图 4-1　医生工作倦怠的后果

1. JAMA 296：1071；2. JAMA 304：1173；3. JAMA 302：1294；4. Annals IM 136：358；5. Annals Surg 251：995；6. JAMA 306：952；7. Health Psych 12：93；8. JACS 212：421；9. Annals IM 149：334；10. Arch Surg 146：54；11. Mayo Clin Proc 2012；12. Mayo Clin Proc 2016

患者安全问题和患者体验

工作倦怠是对患者安全的威胁，因为人格解体会导致医生与患者的互动效果不佳。医生需要完成越来越多与患者护理没有直接关系的任务，导致花在患者身上的时间减少，而花在"无附加价值"的行政负担上的时间增多，这会导致他们有一种不断增加的压力感。他们常常把这种任务视为官僚主义。梅奥诊所（Mayo Clinic）的一篇文章指出，10.5% 的医生承认自己三个月内出现过重大医疗错误，其中大多数医生更有可能出现工作倦怠症状（比例分别为 77.6% 和 51.5%）[11]。

医护人员的工作倦怠与错误率之间存在明显的联系 [1, 7, 8, 12, 13]。也有明确的证据表明，手术失误与压力和工作倦怠有关 [5]。由于压力、医疗失误和与工作倦怠相关的行为问题明显具有相关性，并且倦怠率超过 50%，因此这显然存在医疗危机。

我们刚刚开始了解工作倦怠对医疗系统的质量和安全造成的威胁。这可能是对当前医疗服务系统的质量和完整性的最大威胁之一 [14, 15]（图 4-2 ）。

- 医生工作倦怠使美国每年损失约 46 亿美元 [18]
- 招聘的成本为 25 万～100 万美元 [19, 21]
- 替换一个医生的费用通常是医生年薪的 2～3 倍 [19]
- 由于工作倦怠，医疗保健组织每聘用一个医生，每年的损失约为 7600 美元 [18]
- 退休时间提前和临床工作时间的减少也显著增加了成本 [20]

图 4-2　医生工作倦怠的代价

机构层面

工作倦怠对机构的影响也非常显著。第一个也是最明显的影响是工作倦怠与工作投入度和工作满意度存在冲突[17]。一些研究将医生的工作满意度与患者满意度结果直接联系起来[19]。工作满意度的降低会导致医护人员的流动率升高，以及填补职位更加困难。其代价是非常昂贵的[20, 21]。按照今天的数据，医疗保健组织更换一个初级保健医生的成本高达100万美元。这不仅考虑了招聘的时间和成本，还考虑了在寻找新医生、帮助其获得资格证书，以及提高实践能力时所损失的收入[16, 18]。这些成本和所需的时间只会变得越来越多。显然，如果一个医疗保健组织能够找到一种方法来管理机构的内在文化，那么它就可以通过维持医护人员的数量而获得成功。这可能不仅是市场上的竞争优势，也是医疗保健组织生存的必要条件。

社会影响

工作倦怠显然也有社会影响。我们已经考虑到了医生短缺的问题，尤其是在初级保健领域。医生们正在提前退休、离开这个行业、减少工作时间，并寻找其他方法来应对这种价值和工作倦怠的不匹配[1]。这不仅仅是当地医院或医生的问题，它还将对我们社会的健康和福祉、获得医疗服务，以及劳动力出勤率等方方面面产生重要的影响。一个医生或一个机构是不能解决这个问题的，必须有一些重大的政策干预和文化转变[22-27]。

参考文献

[1] Dyrbye, L.N., Massie, S., Eaker, A. et al. (2010). Relationship between burnout and professional conduct and attitudes among US medical students. *JAMA, 304*(11), 1173–1180.

[2] West, C.P., Dyrbye, L.N., & Shanafelt, T.D. (2018). Physician burnout: Contributors, consequences, and solutions. *The Association for the Publication of the Journal of Internal Medicine, 283*, 516–529.

[3] Castellucci, M. Healthcare industry takes on high physician suicide rates, mental health stigma. Retrieved from http: //www . modernhealthcare.com/article/ 20180929/NEWS/180929901.

[4] Anderson, P. (2018, May 8). Doctors' suicide rate highest of any profession. Retrieved from https://www.webmd.com/mental-health / news /20180508/doctors-suicide-rate-highest-of-any-profession.

[5] West, C.P., Huschka, Mashele, Novotny, P.J. et al. (2006). Association of perceived medical errors with resident distress and empathy: A prospective longitudinal study. *JAMA, 296*(9), 1071–1078.

[6] West, C.P., Tan, A.D., Habermann, T.M., Sloan, J.A., & Shanafelt, T.D. (2009). Association of resident fatigue and distress with mercy medical errors. *JAMA, 302*(12), 1294–1300.

[7] Cheney, C. (2018, September 13). Physician burnout impacts safety, professionalism, patient satisfaction. *Health Leaders Analysis*. Retrieved from https://www.healthleadersmedia. com/clinical-care/physician-burnout-impacts-safety-professionalism-patient-satisfaction.

[8] Shanafelt, T., Mongo, M., Schmitgen, J. et al. (2016). Longitudinal study evaluating the association between physician burnout and changes and professional work effort. *Mayo Clinic Proceedings, 91*(4), 422–431.

[9] Cheney, C. (2018, June 21). Two kinds of interactions reduce physician burnout. *Health Leaders Analysis*. Retrieved from https://www.

healthle adersmedia .com/clinical-care/two-kinds-interventions-reduce-physician-burnout.

[10] Kopynec, S. (2018, May 1). Provider burnout and the risk about practice. *APA News*. Retrieved from https://www.aapa.org / news-central/2018/0 5/provider-burnout-and-the-risk-of-malpractice/.

[11] Tawfik, D.S., Profit, J., Morgenthaler, T.I., et al. (2018). Physician burnout, well-being, and work unit safety grades in relationship to reported medical errors. *Mayo Clinic Proceedings*, *93*(11), 1571–1580.

[12] Shanafelt, T.D., Balch, C.M., Bechamps, G., et al. (2010). Burnout and medical errors among American surgeons. *Annals of Surgery*, *251*(6), 995–1000.

[13] Gooch, Tanya (2018, August 21). Why physician burnout jumped to 54% over 3 years, Beckers Hospital. Retrieved from https://www.beckershospitalreview.com/workforce/why-physician-burnout-jumped-to-54–over-3–years .html .

[14] Henry, T.A. (2019, July 5). Burnout's mounting price tag: What it's costing your organization. Retrieved from https://www.ama-assn .org/practice-management/physician-health/burnout-smounting-pric e-tag-what-it-s-costing-your.

[15] Berg, S. (2018, October 11). How much physicians burnout is costing your organization. Retrieved from https://www.ama-assn .org/ pract ice-management/economics/how-much-physician-burnout-costing-your-organization.

[16] Dewa, C.S., Jacobs, P., Thanh, N.X., & Loong, D. (2014). An estimate of the cost of burnout on early retirement and reduction in clinical hours of practicing physicians in Canada. *BMC Health Services Research*, *14*, 254.

[17] Haas, J.S., Cook, E.F., Puopolo, A.L., Burstin, H.R., Cleary, P.D., & Brennan, T.A. (2000).Is the professional satisfaction of general

internists associated with patient satisfaction? *Journal of General Internal Medicine, 15*(2), 122–128.

[18] Misra-Hebert, A., Kay, D.R., & Stoller, J.K. (2004). A review of physician turnover: Rates, *Causes, and Consequences. American Journal of Medical Quality, 19*(2), 56–66.

[19] Berg, S. (2017, November 17). At Stanford, physician burnout costs at least $7.75 million a year. Retrieved from https://www.ama-assn .org/ practice-management/physician-health/stanford-physician-burnout-costs-least-775–million-year.

[20] Buchbinder, S.B., Wilson, M., Melick, C.F., & Powe, N.R. (1999). Estimates of costs of primary care physician turnover. *The American Journal of Managed Care, 5*(11), 1431–1438.

[21] Fahrenkopf, A.M., Sectish, T.C., Barger, L.K., et al. (2008). Rates of medication errors among depressed and burnt out residents: Prospective cohort study. *The BMJ, 336*(7642), 488–491.

[22] Firth-Cozens, J., & Greenhalgh, J. Doctors' perceptions of the links between stress and lowered clinical care. *Social Science & Medicine, 44*(7), 1017–1022.

[23] Lombardozzi, K. (2013, April 2). Physician burnout – A threat to quality and integrity. Retrieved from http: //www .sccm .org/ Commu-nications/Critical-Connections /Archives/Pages/Physician-Burnout--A-Threat-to-Quality-and-Integrity.aspx.

[24] Oreskovich, M.R., Kaups, K.L., Balch, C.M., et al. (2012). Prevalence of alcohol use disorders among American surgeons. *The Archives of Surgery, 147*(2), 168–174.

[25] Shanafelt, T.D., Bradley, K.A., Wipf, J.E., & Back, A.L. (2002). Burnout and self-reported patient care in an internal medicine residency program. *Annals of Internal Medicine, 136*(5), 358–367.

[26] West, C.P., Tan, A.D., & Shanafelt, T.D. (2012). Association of resident

fatigue and distress with occupational blood and body fluid exposures and motor vehicle incidents. *Mayo Clinic Proceedings*, *87*(12), 1138–1144.

[27] Williams, E.S., Manwell, L.B., Konrad, T.R., & Linzer, M. (2007). The relationship of organizational culture, stress, satisfaction, and burnout with physician-reported error and suboptimal patient care: Results from the MEMO Study. *Health Care Management Review*, *32*(3), 203–212.

第 5 章　测评工作倦怠的重要性

George Mayzell　Patricia S. Normand　著　　王江颖　译

马斯拉赫工作倦怠量表

在讨论如何测评工作倦怠之前，我们需要认同真正将测评工作纳入医院常规指标的重要性。该指标应该是平衡记分卡的一部分，需要定期测评，最好是每年一次。应该使用可靠的工具进行测评，且每年使用相同的工具，其结果应该与医护人员、医院领导层、董事会和其他利益相关者分享。

我们已经分享了工作倦怠的影响，其中包括出勤率、缺勤率、员工流动率、医院内的护理质量和家庭中的个人问题。测评工作倦怠并对其采取相应的行动应该是医疗保健组织的当务之急，也将成为未来医疗保健系统的竞争力保障。

衡量工作倦怠的黄金标准是马斯拉赫工作倦怠量表（Maslach burnout inventory，MBI），它已有超过 25 年的历史。该量表一共有 22 个问题，用于评估工作倦怠在情感耗竭、人格解体和个人成就感三个维度的连续性 [1]。

MBI 专门针对医疗卫生领域的工作倦怠，由心理学出版公司 Mind Garden 发布（使用他们的服务和评分需要收费）。也可以使用马斯拉赫工作倦怠工具包，该工具包由 MBI 和工作生活调查（a work-life survey，

AWS）组成，可以为专业人员提供工作倦怠预防和治疗服务。工作生活调查测评工作环境中可能导致工作倦怠的以下各个方面。

- 工作量。
- 控制。
- 奖励。
- 社群。
- 公平性。
- 价值。

工作生活调查是马斯拉赫工作倦怠量表的配套服务，我们在这里不作赘述 [2]。

马斯拉赫工作倦怠量表将工作倦怠定义为情感耗竭维度得分高（≥ 27 分），人格解体维度得分高（≥ 13 分），个人成就感维度得分低（≤ 31 ）[3]。

马斯拉赫及其同事的工作支持了"工作倦怠必须同时包括情感耗竭和人格解体两部分"这一理论 [4]。

毫无疑问，马斯拉赫工作倦怠量表是一个非常可靠的工具 [3, 5, 6]。它最初确实被当作一个研究工具使用，但有几个问题使工作倦怠诊断的解释变得非常复杂。主要的问题是，不同程度的工作倦怠之间是否有一个恰当的切分点，以及工作倦怠是否是一种绝对的诊断，即是否是一个二分问题。也许它更应该是一个诊断范围，可以分为低程度工作倦怠、中等程度工作倦怠和高程度工作倦怠。如果它成为一个连续变量，那么切分点应该在哪里？

这是一个严重的问题，因为关于工作倦怠的各种研究通常使用不同的定义和切分点，有时甚至使用不同的测评方法。

例如，在一项研究中，46.9% 的人在情感耗竭维度得分高，34.6% 的人在人格解体维度得分高，54.4% 的人至少在情感耗竭和人格解体中的任一维度得分高。如果本研究的作者使用情感耗竭维度得分高或人格解体维度得分高的定义，那么结果为 54.4% 的人都有工作倦怠。如果作者使用的定义是情感耗竭维度和人格解体维度的得分都高，那么工作倦怠率将变成 34.6%。这相当于假设了所有在人格解体维度上得分高的人也在情感耗竭维度上得分高。这只是不同切分点和不同评分系统的复杂性的一个例子 [4]，其评分系统非常复杂。

其他研究人员实际上已经将这三个维度的分数组合成某种形式的数学方程，用作工作倦怠的诊断或切分点。目前尚没有统一的切分方法。最初的马斯拉赫工作倦怠量表手册展示了标准量表上的分数分布，并将它们分成三等份 [5]。

主要有五种方法可以定义马斯拉赫工作倦怠量表里的工作倦怠，其中包括以下几点 [6]。

- 情感耗竭维度得分高且人格解体维度得分高且个人成就感维度得分低。
- 情感耗竭维度得分高且（或）人格解体维度得分高。
- 情感耗竭维度得分高且（或）人格解体维度得分高且个人成就感维度得分低。
- 三个维度中的任意一个维度得分高。
- 仅在情感耗竭维度得分高。

工作倦怠的测评之所以复杂，原因还在于马斯拉赫工作倦怠量表必须是受试者在不知道试验目的的情况下测量的，也就是说，受试者不应该知道这个量表是用来测评工作倦怠的，知情会导致结果产生偏差。如今，医生们都能强烈地意识到工作倦怠，所以为医生们精确测评也变得很有挑战。

单一问题调查

马斯拉赫工作倦怠量表共包含 22 个问题。在很多情况下，这个量表都显得太长了，很难让忙碌的专业人员参与调查。在这些情况下，就可以使用单一问题调查（有时是几个问题）[7]。虽然这些简化的调查确实提供了有意义的信息和一些可操作的项目，但相对于完整的马斯拉赫工作倦怠量表来说，它们在准确性上仍存在很多争议。所以，单一问题调查的使用率并不高 [8-10]。

其他工作倦怠测评工具

美国医学会的 Mini Z 量表

美国医学会使用马克·林泽（Mark Linzer）博士提出的 Mini Z 工作倦怠评估量表。这是一个包含十个项目的开放式问卷，用于评估满意度、压力、倦怠、工作控制、紊乱、价值一致性、团队合作、文档记录、时间压力，以及在家填写电子病历的频率和熟练程度。

Mini Z 调查源自 Z 临床问卷（Z 代表零倦怠计划）。这个问卷改编自 *Physician Work Life Study*（Linzer 2000，Williams 2001）。有一个改编自弗里伯恩乏味指数（Freeborn's tedium index）[11] 的单项工作倦怠问卷。该问卷已和马斯拉赫工作倦怠量表 [12] 进行了外部验证，结果显示具有非常好的相关性（$r=0.65$）。未来还需继续验证 Mini Z 量表。

Mini Z 是美国医学会 "STEPS Forward" 计划的一部分 [13]。这是一个综合计划，旨在帮助医生避免和应对工作倦怠。该计划的大部分内容都是线上的，可供美国医学会的会员和非会员使用。

奥尔登堡工作倦怠量表 [3, 14]

这是一个评估身体、情感和认知因素的量表，包含 16 个问题。它侧重于工作和学术环境中的倦怠和脱离，个人成就感通常被排除在外。它有正向评价和负向评价，采用李克特四点量表（a four-point Likert scale）的形式，从"完全同意"到"完全不同意"。

马斯拉赫工作倦怠量表没有负向评价条目。奥尔登堡工作倦怠量表正是为了弥补这一点而开发的。它基于工作需求资源模型。到目前为止，这个量表的应用还比较少，验证研究有限，样本量小。

卑尔根工作倦怠量表 [3, 14]

这是一个包含 9 个问题的量表，用于衡量工作中的工作倦怠，评估疲惫程度、愤世嫉俗的心态，以及一个人在工作中的不足感。

哥本哈根工作倦怠问卷

哥本哈根工作倦怠问卷 [3, 14–16] 共有 19 个问题，包含正向和负向评价。它涵盖身心疲劳的程度、身心厌倦、与客户相关的工作倦怠三个维度，分别包含几个问题。每个维度都被评估为一个连续变量，但与医疗健康专业人员的联系有限。

其他更注重健康的量表

斯坦福职业成就指数 [3]

这是一项包含 16 个问题的调查，涵盖了工作倦怠的三个方面，其中包括工作疲惫、人际关系疏离和职业成就感。回答采用李克特五点量表

（a five-point Likert scale）。与马斯拉赫工作倦怠量表相比，斯坦福职业
成就指数倦怠量表的敏感性为 72%，特异性为 84%[3]。

幸福指数 [3]

这是一个由 7 个或 9 个问题组成的量表，回答只包含"是"和"否"。
通过统计回答为"是"的问题个数计算总分。在一项针对医生和医学生
的调查中，结果显示，分数每增加一分，产生痛苦的可能性和对个人和
职业造成不利后果的风险就会逐步增加。

医生工作 / 生活研究 [3]

这是嵌在 Mini Z 中的一个单项问题。"总体来看，根据你对工作倦怠
的定义，你如何评价你的工作倦怠程度？"

回应包括"我喜欢我的工作……我没有工作倦怠的症状；偶尔我会承
受压力……但我不会感到筋疲力尽；我已经筋疲力尽了，并且有一种或多
种症状；工作倦怠的症状和体验不会消失。"该测评方法于 2000 年发布，
与马斯拉赫工作倦怠量表中关于疲惫的单项具有很好的相关性（National
County of medicine，action collaboration on clinical well-being）。

抑郁、焦虑和睡眠

还有一些不直接测评工作倦怠的工具。这些工具一般注重测评抑
郁、焦虑和睡眠。鉴于这些因素与工作倦怠之间有明确的联系，也可以
考虑使用其中一些工具。考虑到医生的自杀率明显高于普通人群，所
以测评抑郁非常重要。患者健康问卷（Patient Health Questionnaire，
PHQ-9）[3] 和贝克量表（Beck Scale）[17] 用于测评抑郁，美国国立卫生
研究院的患者报告结果测量信息系统（PROMIS）[18] 可以测评抑郁、焦
虑和睡眠情况。

患者健康问卷 [3]

这是精神疾病初级保健评估量表（Prime MD Inventory）的自我报告部分。对于每个问题，参与者的回答包括在过去两周内，症状完全没有困扰他们、困扰几天、困扰超过一周，或者是几乎每天都困扰。这个问卷也包括自杀意愿筛查。

这项研究对重度抑郁症的敏感性和特异性为 88%，研究结果与医疗过失、工作时间和生产效率有关（National Academy of Medicine，Action Collaborative）。

还有其他几项研究。特别是在健康方面，每天都有更多的研究进行开发。如前所述，要创建一个具有一致的切分点且可跨多个系统使用的统一模型，还需面临很多挑战。

在我们有一个统一的评分模型前，虽然我们都认识到工作倦怠是一个大问题，但我们很难评定这个问题的严重程度，也很难评定我们在消除工作倦怠方面所取得的成效。

总结

测评工作倦怠至关重要，因为它可以帮助我们在局部层面探究导致工作倦怠的因素。在不了解特定机构需要什么的情况下实施干预可能会失败。此外，我们的目标不应该仅仅是缓解工作倦怠，而是让受其困扰的医生以一种有成就感的方式重新享受行医的乐趣。最理想的情况是，医护人员能专注于弹性、健康、成长和幸福，而不是消除倦怠感。尽管一些证据表明，组织层面的方法可能优于个人层面的干预，但感恩活动、认知行为方法、放松技巧、沟通技巧和正念等个人层面的干预也是有用的 [19, 20]。即使我们不能完全消除工作倦怠，我们也可以专注于一些对促进工作投入、健康和幸福有积极影响的事情 [21-56]。

参考文献

[1] Maslach, Christina, Leiter, Michael P., & Schaufeli, Wilmer. (2008, May 24). Measuring burnout, cartright-c05, 85–108. Retrieved from https://www.wilmarschaufeli.nl/publications/Schaufeli/298.pdf.

[2] Mindgarden. Retrieved from https://www.mindgarden.com/117–maslach-burnout-inventory.

[3] Valid and reliable survey instrument to measure burnout, wellbeing, and other work-related dimensions. Retrieved from https://nam.edu/valid-reliable-survey-instruments-measure-burnout-well-work-related-dimensions/ .

[4] Eckleberry-Hunt, J., Kirkpatrick, H., & Barbera, T. (2018).The problems with burnout research. *Academic Medicine*, *93*, 367–370.

[5] Maslach, C., Jackson, S. E., & Leiter, M. P. (1996). *Maslach* (3rd 3d.). Palo Alto California: Consulting Psychologist Press.

[6] Doulougeri, K., Georganta, K., & Montgomery, A. (2016). "Diagnosing" burnout among healthcare professionals: Can we find consensus? *Cogent Medicine*, *3*, 1237605 1–10

[7] West, C.P., Dyrbye, L.N., Sloan, J.A., & Shanafelt, T.D. (2009). Single item measures of emotional exhaustion and depersonalization are useful for assessing burnout in medical professionals. *Journal of General Internal Medicine*, *24*, 1318–1321.

[8] West, C.P., Dyrbye, L.N., Satele, D.V., Sloan, J.A., & Shanafelt, T.D. (2012). Concurrent validity of single-item measures of emotional exhaustion and depersonalization in burnout assessment. *Journal of General Internal Medicine*, *27*, 1445–1452.

[9] Knox, M., Willard-Grace, R., Huang, B., & Grumbach, K. (2018). Maslach Burnout Inventory and a self-defined, single-item burnout measure produce different clinician and staff burnout estimates. *Journal*

of General Internal Medicine, 33(8), 1344–1351.

[10]　Mini, Z. Retrieved from http: //www .eedsfiles. com/Activity_Files/ 033170194/ 4911. pdf.

[11]　Schmoldt, R.A., Freeborn, D.K., & Klevit, H.D. (1994). Physician burnout: Recommendations for HMO managers. *HMO Practice, 8*, 58–63.

[12]　Rohland, B.M., Kruse, G.R., & Rohrer, J.E. (2004). Validation of a single-item measure of burnout against the Maslach burnout inventory among physicians. *Stress and Health, 20*, 759.

[13]　STEPS ForwardTM. Retrieved from https://edhub.ama-assn.org/steps-forward/pages/about.

[14]　Stresscenter at UCSF, Burnout, stress measurement network. Retrieved from https://stresscenter .ucsf .edu/ measures/burnout.

[15]　Vaerktoejer, Sporgerkema et al. Copenhagen burnout inventory-CBI. Retrieved from http: //nfa .dk/da/Vaerktoejer/Sporgeskemaer/ Sporgeskema-til-maaling-af-udbraendthed/Copenhagen-Burnout-Inventory-CBI.

[16]　Borritz, M., Kristensen, T.S. (2004, February). Copenhagen burnout inventory-CBI. Retrieved from http: //nfa .dk/da/Vaerktoejer/Sporge-skemaer/Sporgeskema-til-maaling-afudbraendthed/Copenhagen-Burnout-Inventory-CBI .

[17]　Beck depression inventory. Retrieved from http: //www .mind disorders. com/A-Br/Beck-Depression-Inventory. html.

[18]　NIH Promis. Retrieved from http: //www .healthmeasures. net/explore-measurement-systems/promis/intro-to-promis/list-of-adult-measures.

[19]　Wiederhold, Brenda, Pietro, Cipresso, Pizzioli, D. et al. (2018, July 4) Intervention for physician burnout: A systemic review. *Open Medicine (Wars), 13*, 253–263. Retrieved from https:// www.ncbi.nlm. nih. gov/ pmc/articles/PMC6034099/.

[20] Panagioti, Maria, Panagopoulou, Efharis, & Bower, P. et al. (2017, February 1). Controlled interventions to reduce burnout in physicians: A systemic review and meta-analysis. JAMA Internal Medicine, *177*(2), 195–205. Retrieved from https://www.ncbi.nlm .nih. gov/p-ubmed /27918798.

[21] Comas-Diaz, L., Luthar, S.S., & Maddi, S.R., et al. (2014). The Road to Resilience. American Psychological Association. Retrieved from https://www.apa .org/ helpcenter/road-resilience.

[22] Dyrbye, L.N., Trockel, M., Frank, E., et al. (2017). Development of a research agenda to identify evidence-based strategies to improve physician wellness and reduce burnout. *Annals of Internal Medicine*, *166*, 743–744.

[23] Demerouti, E, Mostert, K, & Bakker, A. (2010). Burnout and work engagement: A thorough investigation of the independency of both constructs. *Journal of Occupational Health Psychology*, *15*(3), 209–222.

[24] Demerouti, E., Bakker, A.B., Vardakou, I., & Kantas, A. (2003). The convergent validity of two burnout instruments: A multitrait-multimethod analysis. *European Journal of Psychological Assessment*, *19*(1), 12–23.

[25] Dolan, E.D., Mohr, D., Lempa, M., et al. (2015). Using a single item to measure burnout in primary care staff: A psychometric Evaluation. *Journal of General Internal Medicine*, *30*, 582–587.

[26] Freeborn, D.K. (2001). Satisfaction, commitment, and psychological well-being among HMO physicians. *Western Journal of Medicine 174*, 13–18.

[27] Greene, A. (2012, October 22). Measuring physician burnout. Retrieved from https://www.advisory. com/solutions/survey-sol utions/ survey-says/2012/measuring-physician-burnout.

[28] Heinemann, L.V., & Heinemann, T. (2017 March 6). Burnout research:

Emergence and scientific investigation of a contested diagnosis. *SAGE Open* 7(1), 1–12.

[29] Halbesleben, J.R., & Demerouti, E. (2005). The construct validity of an alternative measure of burnout: Investigating the English translation of the Oldenburg burnout inventory. *Work Stress*, *19*, 208–220.

[30] Lall, M.D., Gaeta, T.J., Chung, A.S., et al. (2019). Assessment of physician well-being, part one: Burnout and other negative states. *Western Journal of Emergency Medicine*, *20*(2), 278–290.

[31] Maslach, C. and Jackson, S.E. (1981). The measurement of experienced burnout. *Journal of Occupational Behavior*, *2*, 99–113.

[32] McMurray, J.E., Linzer, M., Konrad, T.R., et al. (2000). The work lives of women physicians: Results from the physician work life study. *Journal of General Internal Medicine*, 15, 372–380.

[33] Mayer, S. (2018, January). Burnout. Retrieved from https://stresscenter .ucsf .edu/ measures/burnout.

[34] Maslach, C., Jackson, S.E., Leiter, M.P., et al. Maslach Burnout Inventory (MBI). Retrieved from https://www.statisticssolutions. com / maslach-burnout-inventory-mbi/.

[35] Miller, R.N. (2017, April 24). Measure, act on these 6 factors tied to physician burnout. Retrieved from https://www.ama-assn .org/ practice-management/ physician-health/measure-act-these-6–factors-tied-physician-burnout.

[36] Moreno-Jimenez, B., Barbaranelli, C., Herrer, M.G., et al. (2012, December). The physician burnout questionnaire: A new definition and measure. Retrieved from https://www. researchgate. net/publication/ 287710966_The_physician_ burnout_questionnaire_A_new: definition_and_measure .

[37] McMurray, J.E., Linzer, M., Konrad, T.R., et al. (2000). The work lives of women physicians: Results from the physician work life study. *Journal of General Internal Medicine*, *15*, 372–380.

[38] Rotenstein, L.S., Torre, M., Ramos, M.A., et al. (2018). Prevalence of burnout among physicians: A systematic review. *JAMA*, *320*(11), 1131–1150.

[39] Schaufeli, W.B., Bakker, A.B., Hoogduin, K., et al. (2001). On the clinical validity of the Maslach Burnout Inventory and the burnout measure. *Psychology and Health*, *16*, 565–582.

[40] Shaikh, A. A, Shaikh, A., Rajesh, D., et al. (2019, February 19). Assessment of burnout and its factors among doctors using the abbreviated Maslach Burnout Inventory. *Cureus*, *11*(2), e4101.

[41] Surbhi, S. (2017, November 11). *Difference between stress and burnout*. Retrieved from https://keydifferences.com/difference-be-tween-stress-and-burnout. html.

[42] Schaufeli, W.B., Enzmann, D., Girault, N. (1993). Measurement of burnout: A review. In: Schaufeli, W.B., Maslach, C., Marek, T., eds. *Professional Burnout: Recent Developments in Theory and Research*. Philadelphia, PA: Taylor & Francis, 199–215.

[43] Schaufeli, W.B., & Taris, T.W. (2005). The conceptualization and measurement of burnout: Common ground and worlds apart. *Work Stress*, *19*(3), 256–262.

[44] Schaufeli, W.B., Leiter, M.P., & Maslach, C. (2009). Burnout: 35 years of research and practice. *Career Development International*, *14*(3), 204–220.

[45] Schmoldt, R.A., Freeborn, D.K., & Klevit, H.D. (1994). Physician burnout: Recommendations for HMO managers. *HMO Practice*, *8*, 58–63.

[46] Thomas, N.K. (2004). Resident burnout. *JAMA*, *292*(23), 2880–2889.

[47] Trockel, M., Bohman, B., Lesure, E., et al. A brief instrument to assess both burnout and professional fulfillment in physicians: Reliability and validity, including correlation with self-reported medical errors, in a sample of resident and practicing physicians. *Academic Psychiatry*, *42*,

11–24.

[48] Waddimba, A.C., Scribani, M., Nieves, M.A., et al. (2016). Validation of single-item screening measures for provider burnout in a rural health care network. *Evaluation & the Health Professions*, *39*, 215–225.

[49] West, C.P., Dyrbye, L.N., Erwin, P.J., et al. (2016). Interventions to prevent and reduce physician burnout: A systematic review and meta-analysis. *The Lancet*, *388*, 2272–2281.

[50] Williams, E.S., Manwell, L.B., Konrad, T.R., Linzer, M. (2007). The relationship of organizational culture, stress, satisfaction, and burnout with physician-reported error and suboptimal patient care: Results from the MEMO study. *Health Care Manage Review*, *32*(3), 203–212.

[51] Waddimba, A.C., Scribani, M., Nieves, M.A., et al. (2016). Validation of single-item screening measures for provider burnout in a rural health care network. *Evaluation & the Health Professions*, *39*, 215–225.

[52] West, C.P., Dyrbye, L.N., Sloan, J.A., & Shanafelt, T.D. (2009). Single item measures of emotional exhaustion and depersonalization are useful for assessing burnout in medical professionals. *Journal of General Internal Medicine*, *24*, 1318–1321.

[53] West, C.P., Dyrbye, L.N., Satele, D.V., et al. (2012). Concurrent validity of single-item measures of emotional exhaustion and depersonalization in burnout assessment. *Journal of General Internal Medicine*, *27*, 1445–1452.

[54] Williams, E.S., Manwell, L.B., Konrad, T.R., & Linzer, M. (2007). The relationship of organizational culture, stress, satisfaction, and burnout with physician-reported error and suboptimal patient care: Results from the MEMO study. *Health Care Management Review*, *32*(3), 203–212.

[55] Waddimba, A.C., Scribani, M., Nieves, M.A., et al. (2016). Validation of single-item screening measures for provider burnout in a rural health care network. *Evaluation & the Health Professions*, *39*, 215–225.

[56] Williams, E.S., Manwell, L.B., Konrad, T.R., & Linzer, M. (2007). The relationship of organizational culture, stress, satisfaction, and burnout with physician-reported error and suboptimal patient care: Results from the MEMO study. *Health Care Management Review*, *32*(3), 203–212.

第6章　个人层面的解决方案

George Mayzell　著　　王江颖　译

　　据估计，80% 的工作倦怠是由系统因素导致的，只有 20% 与个人因素有关。这进一步说明了工作倦怠不能完全在个人层面上解决，而是需要在制度和社会层面更系统地解决 [1]。重申一下，工作倦怠的发生不仅是因为医生的个人因素，还包括其他人为因素，如电子病历、新的雇佣模式和持续的连通性，这些都是由医疗服务系统强加给他们的。话虽如此，但我们还是可以更深入地研究一下个人层面的解决方案。

　　许多人会争辩说，这是因为医生是最不会照顾自己的专业人员。长时间工作，同时还要平衡家庭生活和处理高压情况，使医生不能很好地照顾自己。但事实上造成压力的因素早在医生开始行医之前就已经存在了。这些压力源能追溯到医学院的申请过程以及整个医学教育体系本身。过多的功课和后期工作会对医生的自我照顾行为产生负面影响，也会削弱他们的自我恢复能力，并导致工作倦怠（图 6-1）[2]。

　　根据医学博士戴克·德拉蒙德（Dike Drummond）的说法，工作倦怠包括身体维度，即疲惫；情绪维度，即愤世嫉俗的心态和人格解体；精神维度，即认为"我并没有真正发挥作用"[3]。在我们努力缓解这场悬而未决的危机时，解决其中每一个问题都很重要。

　　综上所述，个人层面的解决方案只是工作倦怠的部分解决方案。当然，每个人都有不同的倦怠倾向，这取决于他们的性格构成和环境状况。个人的弹性可以在很大程度上对抗倦怠感。个人层面的倡议很重要。然

- 夜间或周末电话：每增加 1 个晚上 / 周末，风险增加 3%～9%。
- 在家中完成工作相关的任务：每增加 1 小时工作量，风险增加 2%。
- 工作 / 家庭冲突：工作倦怠风险增加 200%～250%。
- 急诊、内科、神经内科：风险增加 300%。
- 私人执业：风险增加 20%。
- 激励薪酬：与其他薪酬模式相比，倦怠风险增加 130%。
- 处于职业中期的医生：风险增加 25%。
- 计算机医嘱输入（CPOE）：风险增加 29%。
- 职业生涯与目标不符：风险增加 275%。

图 6-1　工作倦怠风险

引自 https://www.ama-assn.org/practice-management/physician-health/physician-burnout-10-work-factors-hinder-your-well-being.

而，人们很快就会注意到，其中许多个人层面的举措与机构层面的举措有重叠，因为通常个人和机构都必须参与解决相同的问题。

个人的人格特征和性格在工作倦怠和培养个人弹性中起着关键作用。高风险者的特征是高度神经质、不随和、内向和有消极情绪。和许多问题一样，工作倦怠是个人弹性、人格特征和外部环境之间复杂的相互作用的结果[4]。一些研究也将年龄的负面影响与工作倦怠联系起来。斯皮卡德认为，工作倦怠水平与年龄直接相关，年轻医生更容易产生工作倦怠。女性医生的工作倦怠可能性是男性医生的 1.6 倍[5]。年轻的医生有更高的工作倦怠的可能性，年龄在 55 岁以下的医生有两倍的工作倦怠风险[6]。伴侣不是医生的医生有更高的工作倦怠风险，风险高达 23%[6]（作者注：本研究与图 3-1 中引用的研究不一致，这也让我们意识到了本课题的挑战）。

具有讽刺意味的是，往往使人成为一名好医生的人格特征（如同理心、人际交往能力和乐于助人），同时也是可能导致工作倦怠的特征。年轻医生可能更理想化，更有同情心和同理心，所以他们更容易产生职业倦怠 [7]。

让我们把注意力转向一些个人因素，这些因素可以作为导致工作倦怠的因素进行管理。

自我意识

自我意识也许是最主要的一个影响因素，或者称为自我洞察力。充分了解自己的感受和环境，并能够进行客观分析，对于识别问题及寻找最佳解决方案有很大帮助，或者他们的家人通常可以更好地评估这些情况。因此，自我反思、分析和对工作倦怠及其症状的认识，对于找到个人层面和系统层面的解决方案至关重要。

许多医生部分或完全在工作倦怠的情况下工作，这让他们常常感到一种被完全孤立的感觉。随着工作倦怠现象日益突出，理想情况下，医生会意识到这不是一个孤立的问题，而是许多问题的集合，是医生在他们生命中的某些时候需要面对的一些问题。这种自我意识和自我关注将有助于寻找可能解决问题的机会，并减少目前影响医疗的一些问题。

除了自我意识之外，及时察觉周围人的工作倦怠也很重要。如果你只关心自己，让自己远离麻烦，你就不会意识到你的朋友或同事什么时候需要帮助。医生在帮助其同事解决这个普遍存在的问题时可以发挥重要作用 [8]。

压力

压力是导致医生倦怠的主要因素。当压力减轻时，医生会感到更快乐，与同行进行更多合作，并与患者更好地沟通。所有的医生都会面临一定程度的压力。慢性、无法缓解的压力是导致医生产生工作倦怠的关键因素之一。

我们每天应该做的一些事情（以及我们向患者推荐的事情）包括以下方面。

- 睡得更好，吃得更好，膳食更均衡。
- 参加日常的体育活动。
- 社交、休假和有专门的休息时间，有时间发展兴趣爱好或从事精神活动也很重要。
- 有一个可以交谈的好朋友或同龄人。
- 有自己的初级保健医生。

医生的工作量

导致工作倦怠的一个关键因素是工作量，其中也包括工作量过大。例如，工作时间长、经常通宵工作和工作强度高。这还涉及工作和生活的平衡，以及失去同事和其他人的支持的问题。

工作倦怠和工作时间之间存在独立的关系，每周工作每增加一个小时，产生工作倦怠的概率就会增加 3%。夜间或周末值班每增加一天，产生工作倦怠的概率会增加 3% ～ 9% 。如果是在家还需完成工作任务，每周的加班时间每增加一个小时，会导致工作倦怠的概率增加 2%。例如，有的医生下班回家后还要写电子病历，我们称之为电子病历的"睡衣时间"[6]。

医生的投入度和专注度

我们可以将时间集中在医生喜欢做的事情上，以此来减少工作倦怠。这样会减少医生的压力，使医生有更多的自主权，特别是在工作和生活平衡方面。休假可能是一个很好的解决方案，但是，休假的时候必须完全消除工作压力。休假是防止工作倦怠的关键，然而，对于大多数人来说，休假本身对于消除工作倦怠是不够的。通常，休假结束后，同样的压力源还在，并且工作量还会随之增多。我们认为，必须要改变这种状况。

减轻工作量的一个重要举措是确保机构或诊所人员配备充足。人员短缺、职位空缺和假期重叠会极大地改变工作量。长期人手不足的机构会增加工作量，从而导致工作倦怠。

高效工作

从机构层面看，导致工作倦怠的一大因素还有工作效率低下。虽然大部分的效率问题都可以从机构层面解决，但也有许多是可以从个人层面解决的。例如，时间管理、设置适当的工作流程，以及在电子病历中创建宏或模板。积极咨询电子病历的技术支持人员有助于医生成为电子病历专家或超级用户。

提高效率的一个重要方面是着眼于基于团队的医疗服务。医生可以把写电子病历的工作交给其他工作人员，让每个人都做好他们的本职工作，这样医生才有时间做他们最该做的事情，即照顾患者。一个医生不可能自己完成所有事情，所以，在一个团队的氛围中工作可以对提高效率产生积极的影响[9]。基于团队的医疗服务对于许多医生来说是陌生的，因为他们在培训的时候没有学过这些知识。

与工作效率高相对的是混乱的工作场所。当然，也有人在混乱的环境中工作得很好，但大多数人觉得这会让人感到烦恼，并且可能会导致工作倦怠[10]。

优化电子病历

后面我们会用一章专门讨论电子病历，因为它是个很重要的问题。

由于我们不得不用电子病历，所以其中的关键是尽可能高效地利用它。使用计算机输入电子病历会导致工作倦怠率增加 29%[11]。许多解决方案都是机构层面或系统层面的。但是，医生可以掌控自己对电子病历的认识，可以使自己成为真正的电子病历专家或超级用户，以此提高效率。例如，我们可以设置适当的快捷方式、宏，以及其他的一些便捷技巧，让输入电子病历的过程变得更轻松。

工作效率还取决于一个人如何管理自己的时间，如何把精力分配到自己的本职工作上，如何委派任务和管理非必要的工作流程。我们会在后文详细讨论这一部分。

重获控制权

还有一个很好的解决方案是尝试让医生和其他医护人员减少"失控感"，减少临床领导者的挑战。这个问题已经影响到一些实践管理和医院的管理程序了。这让医护人员重新能够控制自己的时间表，管理自己的时间，这一点很重要。

能够掌控自己的时间，可以让医生减少压力，这是帮助医生应对潜在的工作倦怠的重要内部因素。这可能也会影响人们对医生这个职业的尊重和期待 [12, 13]。

重拾工作的意义

自我治愈的另一种方式是尝试找到更好的方法来应对医疗工作的压力，重新找到我们工作的意义。

压力无疑是每个人生活的一部分，而在医疗保健领域，它可能更具主导地位。因为压力无处不在，工作倦怠的问题几乎没有时间恢复。以下研究发现可以说明为什么要寻找工作的意义。研究发现，在自己最喜欢的事情上花费不到 20% 的精力的医生比那些没有这样做的医生更容易倦怠，前者产生工作倦怠的概率比后者多 3 倍 [14]。

恢复控制的另一个方法是重新关注患者。当你与医生交谈时，让他们沮丧的不是和患者的互动，而是那些干扰患者护理的事情。研究证明，更好的沟通可以帮助医生减轻工作倦怠。这种与患者的沟通是以患者为中心的沟通，可以减少医疗过失，增加医生工作的乐趣。根据阿伦森（Aronson）博士的说法，临床医生的工作满意度和与患者建立良好关系的能力对于避免工作倦怠至关重要。医生可以通过教育和培训获得这些技能 [15]。

虽然并非完全相反，但医生的投入度显然是工作倦怠的一个对立因素。医生投入度的一个表现是医生的领导力。让自己有时间和倾向参与变革，并在机构或实践层面进行领导，是件有益的事。这种领导力还能让医生及其同辈重新获得控制感，并有助于他们更好地了解自己为什么进入医疗行业。问题在于医生没有接受过领导力培训，而且在培训期间，领导力通常是自上而下的。同样，在我们看来，领导力是医生必须学习和接受的一项技能。

小组计划已被证明是非常成功的。这些计划可以在餐厅、医生家中进行，也可以在医院或医护人员的支持下进行 [6]。

打造新文化

要打造一种新的文化，让医护人员在决策过程中获得支持和包容。例如，对新医生进行入职培训，给他们指派导师。对新医生来说，让他们找到工作热情并专注于对他们来说有意义的东西是很重要的 [16]。

有助于建立文化的措施如下。

• 让医生和非医生领导成立一个领导团队，介绍团队文化和工作经验。

- 鼓励在整个机构内部分享积极的故事和主题。

- 在日常工作中融入"欣赏式探询"。

- 测评文化并与全体员工分享结果。

- 鼓励透明。

- 鼓励同辈互助。

- 鼓励自我意识和帮助同辈。

社会背景和同辈支持

许多医院系统，包括梅奥诊所（Mayo Clinic），都在鼓励医生以小组形式会面。这是一件重要的事情，场所可以是医生家里或是餐馆里。在过去，医生们通常在查房之前有机会在医生休息室见面、交谈。现在很多医生都不去医院，而那些经常去医院的医生也没有太多时间待在医生休息室，这使他们没有了交谈的时间 [17, 18]。

在斯坦福大学，医生们可以将时间累积起来，然后他们可以相互交换这些时间，这给了他们更多自由 [17]。许多医院也在招聘首席健康官，这一措施不仅是为了强调健康的重要性，也是为了引领这种文化变革。

另一个成功干预的措施是医生同伴辅导。克利夫兰诊所（Cleveland Clinic）很重视这一点。辅导可以在入职的时候进行，可以给一位新医生分配一位经验丰富的同辈医生作为其导师。同样这个举措也可以在职业生涯的后期实施，届时，医生领导和医院行政领导可以组合起来，充当变革的支持者和推动者 [19]。

总结

以下是一些有效应对工作倦怠的个人干预措施[20-31]。

- 定期测评工作倦怠并分享结果。

- 帮助医学生做出明智的专业选择。

- 关注效率和技能培训。

- 考虑压力管理和弹性训练。

- 参与医生小组活动。

- 帮助医生了解工作倦怠。

- 实施减压计划和正念计划。

- 实施基于团队的医疗服务。

- 管理工作：考虑兼职工作、强制休假。

- 确保工作量公平分配。

- 鼓励带教老师和领导者的个性化。

- 管理过多的工作量：实行工作时间限制、进行适当的工作角色描述、确立公平的绩效目标。

- 坚持实行员工的健康培训。

- 倡导对医护人员的公平和透明。

- 高效工作：采取基于团队的医疗服务模式，确立工作的优先级，委派任务。

- 平衡工作和家庭生活：评估优先事项并做出相应计划。

- 提供专业发展和领导力发展的机会。

- 让医生有机会共同决策和参与所有相关事务。

- 优化电子病历：成为电子病历专家并学会使用所有的技巧，考虑聘用抄写员和使用其他资源。

- 重获控制权：考虑进行压力管理培训，进行正念练习，采取积极的应对策略。

- 重拾工作的意义：专注于让你在工作中获得满足感的事情，与其他医生一起参加小组活动，分享经验。

当然，医生和其他医护人员还可以做很多事情来缓解个人的工作倦怠。要记住，最有效的举措必须在更广泛的范围施行。机构和组织的举措可能非常有效，可以让医务工作者更投入工作，减少工作倦怠。当然，从更全球化的角度来看，还有其他举措，例如，政策和社会变革。我们会在后文讨论这些话题。

参考文献

[1] Berg, S. (2017, November 2). To address burnout's underlying causes, look to team-based care. Retrieved from https://www.ama-assn .org/ practice-management/physician-health/address-burnouts-underlying-causes-look-team-based-care.

[2] Henry, TA (2019, February 11). Physician burnout: 10 work factors that hinder your well-being. Retrieved from https:// www.ama-assn .org/ practice-management/physician-health/physician-burnout-10–work-factors-hinder-your-well-being.

[3] Drummond, D. Physician burnout-pathophysiology and treatment of burnout. Retrieved from https://www.thehappymd.com/blog/bid/ 290248/physician-burnout-pathophysiology-and-treatment-of-burnout.

[4] Wiederhold, B.K., Cipresso, P., Pizzioli, D., Wiederhold, M., & Riva, G. (2018, July). Intervention for physician burnout: A systematic review. *Open Medicine*, *13*, 253–263.

[5] McMurray, J.E., Linzer, M., & Konrad, T.R. (2000, June). The work lives of women physicians results from the physician work life study. The SGIM career satisfaction study group. *Journal of General Internal Medicine*, *15*(6), 372–380.

[6] West, C.P., Dyrbye, L.N., & Shanafelt, T.D. (2018). Physician burnout: Contributors, consequences and solutions. *Journal of Internal Medicine*, *283*(6), 516–529.

[7] Weiderhold, B. (2018). Intervention for physician burnout: A systemic review, 2018. *Open Medicine, 13*, 253–263. Retrieved from https://www.ncbi.nlm .nih. gov/pubmed/29992189.

[8] Berg, S. (2018, August 30). How to recognize and respond to burnout in a fellow physician. Retrieved from https://www. ama-assn .org/ pract-ice-management/ physician-health/how-recognize-and-respond-bu-rnout-fellow-physician.

[9] Berg, S. (2018, September 17). Burned out? You're not alone. Here's how 2 doctors overcame it. Retrieved from https:// www.ama-assn .org/ practice-management/physician-health/burned-out-you-re-not-alone-here-s-how-2–doctors-over came-it.

[10] Linzer, M., & Guzman, L., & Poplau, S. Physician burnout, AMA steps forward. Retrieved from https://amaalliance. org/wpcontent/uploads/20 19/01 /preventing_phy sician_burnout-steps forward-ama.pdf .

[11] Shanafelt, T.D., Dyrbye, L.N., & Sinsky, C. et al. (2016). Relationship between clerical burden and characteristics of the electronic environment with physician burnout and professional satisfaction. *Mayo Clinic Proceedings*, *91*(7), 836–848.

[12] Shanafield, T.D., Balch, C.M., & Bechamps, G.J. et al. (2009). Burnout and career satisfaction among American surgeons. *Annals of Surgery*, *250*(3), 463–471.

[13] Siu, C., Yeun, S.K., & Cheung, A. (2012). Burnout among public doctors in Hong Kong: Cross-sectional survey. *Hong Kong Medical Journal = Xianggang Yi Xue za Zhi*, *18*(3), 186–192.

[14] Dewa, C.S., Loong, D., Bonata, S., & Trojanowski, L. (2017). The relationship between physician burnout and quality healthcare in terms of safety and acceptability: A systemic review. *BMJ Open*, *7*, E015141.

[15] Berg, S. (2017, July 7). Better communication with patients linked to less burnout. Retrieved from https://www.ama-assn .org/ practice-m-anagement/physician-health/better-communication-patients-lin ked-less-burnout.

[16] Berg, S. (2019, April 10). Leadership development may be linked to reduced burnout rates. Retrieved from https://www. ama-assn. org/ practice-management/ physician-health/leadership-development-may-be-linked-reduced-burnout-rates .

[17] Berg, S. (2018, December 3). 9 major institutions create healthier environment for physicians. Retrieved from https://www. ama-assn. org/ practice-management/physician-health/9–majorinstitutions-create-healthier-environment-physicians.

[18] Berg, Sara. Four lessons mayo clinic learn from group meetings to cut burnout: American Medical Association. Retrieved from https:// www.ama-assn .org/ practice-management/physician-health/4–lesson s-mayo-clinic-learned-group-meetings-cut-burnout.

[19] Berg, S. (2019, January 28). Cleveland clinic's doctor peer coaches build physician resiliency. Retrieved from https:// www.ama-assn .org/ practice-management/physician-health/cleveland-clinic-s-doctor-peer-coaches-build-physician.

[20] Berg Sara. (2017, October 11). Taming clinical chaos means fewer physicians eyeing exit: Study: American Medical Association. Retrieved from https://www.ama-assn. org/practice-management/ sustainability/taming-clinical-chaosmeans-fewer-physicians-eyeing-exit-study.

[21] Berg, S. (2017, July 5). Burnout's causes, fixes need rigorous research, says expert panel. Retrieved from https://www.ama-assn .org/ pract ice-management/ physician-health/burnouts-causes-fixes-need-rigorous-research-says-expert-panel.

[22] Berg, S. (2017, July 12). On the road to burnout? How to set a different

course. Retrieved from https://www.ama-assn .org/ practice-manage-ment/ physician-health/road-burnout-how-set-different-course.

[23] Butcher, L. (2017, September 20). Solving physician burnout: Physician burnout is a multifaceted problem requiring collaborative solutions. Retrieved from https://www.hhnmag.com/articles/8584–solving-physician-burnout.

[24] Girgis, L. (2018, December 30). Solving physician burnout requires so much more than self-care. Retrieved from https://www.kevinmd. com/ blog/2018/12/solving-physician-burnout-requires-so-much-more-than-self-care. html.

[25] Henry, T.A. (2017, May 10). Burnout: 6 boosters for research to improve physician well-being. Retrieved from https://www. ama-assn.org/ practice-manage ment/physician-health/burnout-6–boosters-research-improve-physician-well-being.

[26] Henry, Tanya Albert. (2019, February 11). Physician burnout: 10 working factors that hinder your well-being. Retrieved from https:// www.ama-assn .org/ practice-management/physician-health/physicia-n-burnout-10–work-factors-hinder-your-well-being.

[27] Henry, T.A. (2019, February 28). The key to tackling physician burnout: Listening to each other. Retrieved from https://www. ama-assn. org/practice-management/physician-health/key-tackling-physician-burnout-listening-each-other.

[28] Linzer, M., Visser, M.R.M., Oort F.J., et al. (2001). Predicting and preventing physician burnout: Results from the United States and the Netherlands. *The American Journal of Medicine*, *111*(2), 170–175.

[29] Samuels, M.A. (2016, March 20). The antidote to physician burnout: A nine step program. Retrieved from https://theheal thcareblog .com/ blog/ 2016/ 03/20/the-antidote-to-physicianburnout-a-nine-step-program/ .

[30] Staff News Writer. (2018, November 27). How to beat burnout: 7 signs

physicians should know. Retrieved from https://www. ama-assn. org/
practice-management/physician-health/how-beat-burnout-7–sign-
s-physicians-should-know.

[31] Patel, Rikininkumar, Bachu, Ramya A., Adikey, A., et al. (2018,
November). Factors related to position burnout and its consequences:
A review. *Behavioral Sciences*, 8(11), 98.

第 7 章　工作倦怠的组织解决方案

George Mayzell　著　　林隆钢　译

正如第 6 章所提到的，在解决工作倦怠这一问题上，个人的解决方案和系统解决方案之间存在许多重合之处。在理想的情况下，个人解决方案和公司 / 组织的解决方案应该结合起来产生协同效应。如前所述，80% 的解决方案必须靠组织实施或由社会变革驱动 [1]。

从组织的角度来看，解决工作倦怠的第一步，也可能是最重要的一步，就是承认工作倦怠真实存在且影响深远，解决工作倦怠对组织来说至关重要，势在必行。工作倦怠所造成的损失目前仍在进行全面评估。最近的调查发现，美国每年因工作倦怠损失约 46 亿美元 [2]。招募一个新医生的成本为 50 万～100 万美元 [3, 4]。平均一名受雇医生一年因工作倦怠会导致组织损失 7600 美元 [2]。此外，工作倦怠对组织内部和社会造成的损失才刚刚开始被测量，测量内容不仅包括人事变动率，还包括旷工和加班等劳动力效率指标。因此，从组织的角度来看，避免工作倦怠并非出于学术或者利他的考虑——而是势在必行。

要解决这一问题，最好将其作为重点，开诚布公地进行讨论，并提供相应的资源。应对所有组织内部的工作倦怠状况进行测量，并以此设立基线，且保证定期进行复测。复测的结果也必须以公开、透明的方式告知所有员工。测量结束后，需要对其进行适当的干预，并提供合适的资源。例如，设立健康委员会、医生领导委员会和首席健康官等措施。我们需要把这些措施嵌入组织文化之中，更确切地说，是要嵌入质量改进的模型中，在这个模型里，员工和董事会层面都需要一个常规的度量标准。其总结如下。

- 工作倦怠需要定期和持续地测量和报告。
- 每年需对主管进行考核。
- 应该有专门的领导和资源支持来解决工作倦怠问题。医生与医院领导应就医生福利／工作倦怠问题定期进行公开会谈。

如上所述，我们认为工作倦怠给组织或公司团体带来巨大的风险，解决这个问题是团体的当务之急。反过来说，如果一家医院能够控制或减轻工作倦怠，我们相信它可以通过降低成本、提高质量和形成高效益的文化而形成竞争优势。

电子病历（EMR）

在组织层面，管理电子病历（electronic medical record，EMR）系统是导致工作倦怠的主要原因之一，故而我们应该着力于提供资源以减少管理电子病历系统所需的时间、精力和降低管理的复杂性。电子病历系统中似乎定期会添加额外的任务，这增加了医疗服务提供者的负担，导致工作时间变长，降低工作的成就感。我们听过多少次"只要再点击一下"？医生的行政工作在不断增加，而之前，这些工作是由诊所和医院的其余工作人员完成的。只是订购和记录流感疫苗就需要 32 次点击，同时一些研究表明，医生每在患者身上花费一小时时间，就需要额外的两个小时来完成相应的文书工作。鉴于我们将电子病历专门放在第 8 章单独讨论，所以我们将在第 8 章详述相关细节。总而言之，对医生和组织来说，承认电子病历是导致效率低下的重要原因并采取策略以缓解电子病历造成的工作倦怠是非常重要的。

工作与休息的时间平衡

医护人员一直保持长时间工作。虽然这显然是一个重要的工作倦怠预测因素，但我们认为，新的变量不是工作的强度或持续时间，而是医生所做工作的类型。从医生角度看，这类工作大部分是行政管理，而且并不会增加患者护理的价值。

如今事物的发展速度比以往任何时候都要快，它们有着更紧密的联系、更多的数据、更广泛的研究和更强的通信能力。随着智能手机、笔记本、平板电脑的普及，没有人能够做到真正意义上的下班。无论在就业模式上还是非就业模式上，生产率也已成为被关注的焦点。如果采用的生产率衡量方法不够公正，除了"一次只给一位患者提供良好护理"这一理念会受影响外，这一外部因素也会导致压力和工作倦怠增加[5, 6]。

医生把工作带回家也是很常见的现象，尤其是回家后填报电子病历系统中的图表。这就是所谓的"睡衣时间 / 居家加班时间"[7]。有人建议，一天中"睡衣时间"应达到 2～3 个小时。但我们不能接受这一点，并认为这不是长久之计。

工作和生活平衡的另一个方面是日程安排的灵活性。在过去，医生能够更好地掌控自己的时间，可以为家庭和个人活动抽出时间。在雇佣模式下，随着预期改变，这也变得更难实现。

导致工作倦怠的最关键因素是医护工作者感到的巨大的时间压力。他们仍然致力于提供良好的病患照护，但是他们还会被要求去完成一些行政、经济、法规和合规相关任务，这些额外任务也使他们感到压力。研究显示，非生产力驱动的薪酬模式对于避免增加工作倦怠有巨大的好处[8]。

所以，如何平衡工作与生活？首先，我们必须确保预期工作量是合理的，所有指标或奖励也是合理的。我们需要让医生能够灵活地调整工作时间。以团队为基础的护理也将有助于实现这种平衡。

研究证明，以团队为基础的护理是非常有效的。这其中包括了允许工作人员执行大部分电子健康记录工作，并保证医生更直接地进行病患照护。此外，以团队为基础的护理已经被证明是非常有用的。在照护有高服务需求的复杂患者时，往往需要建立一个扩展的护理团队来关注这些患者。扩展的护理团队可能包括病历管理人员、临床药剂师、糖尿病教育者和高危护理协调员。这让所有人都能一起工作，并变得更有效率。

另一种以团队为基础的护理模式也已证明是十分有效的，这种模式主要关注医生和医护人员，协助他们处理日常生活中的事项，其中包括帮助做日常杂务，如收拾衣服、购买食物、家庭大扫除、家庭送餐服务和其他差事。

以团队为基础的护理也可以采用斯坦佛大学医学院所使用的时间银行模式。这种模式使得医生可以将他们花在不受重视的工作上的时间存入银行，比如辅导、委员会工作、为同事轮班，在这些工作中获得的学分可以用于家庭相关的服务，比如送餐和干洗[10]（图 7-1）。

- 支持工作与生活平衡（相关系数为 –0.56）
- 是否响应我的投入（相关系数为 –0.42）
- 我的自主性相关性（相关系数为 –0.41）
- 执行团队与临床医生目标一致（相关系数为 –0.41）
- 表彰临床医生出色的工作（相关系数为 –0.40）

图 7-1 五个与工作倦怠相关的组织敬业度因素

改编自 Kimmel, J, (October 2018) the five biggest risk factors for physician burnout, according to our 13,371–physician survey, daily briefing print the advisory Board Company

领导和包容

医生通常没有接受过如何成为领导者的培训；这不是医学院课程的一部分。而且，近年来，医生也没有接受过基于团队的护理模式的培训。所有这些都在表明，医疗保健服务的新现状要求医生具备新的且不同的技能组合。我们认为，一个强有力的组织杠杆可以显著影响到工作倦怠，这与医生的参与度有关，更具体地说，是与包容性有关。这个杠杆可以是一个医生作为贡献者或者是一位领导者。越来越多的医生开始担任领导者的角色，这在缓解工作倦怠中起到重要作用，且在专业行业内帮助他们的同行改善工作倦怠文化也很重要。领导能力，以及普通医生和卫生保健工作者的参与，对于理解需要改变什么和如何改变至关重要。在未来，平衡成本、质量、结果和患者体验，并能够做出以患者为中心的决策将是至关重要的 [11]。

医护人员的专业性

医生的专业性是一个挑战。我们正处于个体医生和医疗从业人员都被大型医院招聘的时代。保险公司现在将医生称为医疗服务提供者，并把他们与医生助理和执业护士混为一谈。在某种程度上，可以说这是医生的失误，他们自己失去了一些专业精神，并且与其专业领域渐行渐远。

医生已经失去了他们在专业方面的优势。医生自己的医学会几乎已经消亡了，而且仅从参与度来说，美国医学会正在努力成为医生的代表。医生们已经失去了共同的声音，取而代之的，是一些专业协会在代表他们发声。在这个过程中，医生进一步地远离了自己的专业领域，反而让一些非本领域的人来尝试修复这个破损的系统。一项研究发现，"一个认可临床医生出色工作的组织"的相关系数为 –0.4。

在组织层面上，专业性的丧失不是一个容易解决的问题。这在某种程度上让医生必须不断明确自己的专家身份，以此来解决这一问题。这是一个挑战，因为现在病患对初级保健医生（primary care provider，PCP）和受雇医生的要求很高，挑战还包括"耸人听闻"的互联网搜索。

其中一些问题可以在机构层面上得到解决，就是让医院领导层坚持在文化上尊重包括医生在内的所有专业医疗人员。行政领导的处事和待人的方式将在整个机构中产生涓滴效应。

作为医生雇主的医疗机构管理人员可以将这些专业雇员作为专业人士对待。以这样的方式对待护士和所有的专业医疗人员也是必要的，我认为这和之前对待方式的一个主要区别是，医生是新加入受雇佣队伍的，许多医生在签约时并不清楚他们到底会获得什么，他们希望医院能减轻他们所有的行政负担，好让他们专心从事医疗工作。这一误解需要向医生澄清，这将高度依赖于管理组织文化——它绝不是一项简单的任务。

专业性也是护理方面的一个问题。多年来，有组织的护理团体一直在关注这一问题。

对高级执业医生或护士／医生助理来说似乎有一个更重要的问题。那就是每个州的法律对这些医疗服务提供者的许可和特权的处理方式不同，而且他们的专业领域经常在变化。

另一方面，我们需要帮助医生发现他们的个人喜好。医生需要足够的韧性来专注于他们真正喜欢做的事情；从专业角度来看，这可能是非常吸引人的。这可以是某类疾病或某种类型的患者，虽然医生需要花点时间去找到这一点并对其保持专注，但它可以大大提高医生的职业满意度[12]。重要的是，医生们在此期间会想起当初他们学习医学的初心[13]。

团队领导力是预防工作倦怠的另一个重要方面。医生通常没有接受成为领导者的训练，事实上，这种训练中的很多方面都在引导他们变得独立自主。领导能力培训和在医院门诊设置医生领导模式，可以在很大程度上让医生作为领导者与同行一起工作。即使不是正式领导者的医生也可以担任团队培训的领导，并从中受益。这对预防工作倦怠也大有帮助[12]。

这一类方法包括为医生提供参加专业发展活动的机会，并鼓励他们参与。这些活动可以是临床相关的，也可以是非临床的。工作倦怠相关的培训和意识培养也属于这类活动。

入职培训

入职培训分为许多不同的类别，其中包括社区意识、创造效率、专业精神和透明度。一个完整的职业培训会帮助新医生了解他们所效力的组织，并且使他们快速地融入其中，成为组织文化的一部分。入职培训中包含一部分教学内容，包括教导医生在哪里找到东西和如何完成工作。另外，为新医生指派一位导师作为组织内部指导也是很有帮助的。这会使新医生与组织的联系持续保持下去。入职过程的细节不在本书的讨论范围之内，但入职培训对于让医生和医疗保健工作者快速融入组织并始终作为组织中的一员具有关键作用。事实证明，良好的入职培训是创建正确文化的关键。

破坏性行为

在医疗组织中，破坏性行为是一个真实存在的问题。它也被称为"横向或水平"暴力，或者被称为职场欺凌。它可以是非常明显的，如外科医生在手术室里乱扔手术刀；也可能是非常不起眼的，如暗中讽刺或者背后议论他人。这两种类型的破坏性行为都能破坏组织文化。破坏性行为可能会影响工作人员的心理健康，并造成一种不尊重的文化氛围，并且有可能使患者受到伤害^[14]。

这是一个文化和宽容的问题，组织内部需要有一个开放的、自由交流的文化，并对破坏性行为采取零容忍的政策。这种行为可能是非常微妙的，所以必须保持敏锐并意识到它的存在。

社群意识

在过去，医生与医院内外的专业团体都有联系。在医院里，每个人早上都会去查房，这就让他们有机会互相聊天，讨论患者护理和其他的工作问题。此外，以前还有医生休息室，大多数医生会在清晨聚在这里。不过，在一个院派医生、受雇医生和专科医生的时代，医院不一定以医生的实践为中心。现在，医生在日常生活中很少有机会和同行聊天。

以前，医学会也可以促进医生之间的交流。当地医学协会往往会支持和组织一些社会活动和有关特定患者的活动。而现在，有人可能会说，医学会已经不再是医生日常生活的一部分了。

这些可以让医生有机会进行有意义的对话的团体已经被医生下班后所组成的新团体替代。医生们以小团体的形式在医院、医生家里或当地的餐馆聚会，讨论一些共同的目标、问题和关注的话题。这被证明是非常有益的，而且有助于分担工作倦怠的负担^[15]。

作为员工的医生

为了提高自己的价值，医生们开始接受大医疗机构的聘用，但这也会影响他们的独立性和专业性。医生这个群体没有担任员工这一角色的习惯，而医院却一直用努力应对"专业"员工的态度对待他们。

这种雇佣医生的形式极大地改变了医生群体的原有动态，他们完成了从经营小型家庭诊所的独立执业者到与人力资源（human resource，HR）、法律和其他部门等大型行政部门打交道的员工的转变。在这些实践中，自下而上地推动改变并非易事，而且医生的个人主义风格和实践也提高了管理难度。医生作为员工的优势有带薪休假、专业的实践管理，以及投资电子病历系统。但显然，在这其中也有很多因素需要权衡。

在过去，大型实体组织很难雇佣到医生。其挑战在于需要雇佣、并给予医生足够的自主权来以他们自己的方式行医，同时还保持一定程度的行医一致性。

公正和公平待遇

几乎每个人都会对他们所认为的公正和公平待遇作出正向反应，因此没有理由认为医生或其他医护人员对与之不同。传统上，在医院和实践层面存在着许多不平等，这包括医生的专业不同，以及护士执业和医生助理的新挑战。在公正和公平待遇方面，感观往往比现实更为重要。医院担任着雇主角色的同时，也应该对这些问题保持敏感[16]。

公开透明

毫无疑问，公开透明对于建立一段相互信任的紧密关系至关重要。透明度的重要性甚至超过整个医疗领域。作为雇主的医院和作为雇员的医生之间的透明度是极为重要的。我提倡在费用方面，患者和医生之间也应保持公开透明。

医院和医生之间普遍缺乏信任。这是一个长期存在的问题，这种现象在有些地方逐渐变好，但在另一些地方每况愈下。"医生来自金星，行政人员来自火星"这句古老的格言已经流传了很多年。医生和护士常认为，在医院最高管理层紧闭的房门背后，存在着对医生不利的阴谋，当然这并不常见。还有一点极为重要，就是管理者需要定期向医生公布他们的策略和财务状况，这种行为可以建立彼此之间的信任。这种公开透明能在协调医院和医生方面起到巨大作用。显然，在患者层面上，还有其他重要的应保持公开透明的事项，但在此我们不予讨论。

医患关系和第二患者综合征

对大多数医生来说，保持良好的医患关系在医疗实践中是极具价值的事情之一。但是在分崩离析的医疗保健服务界里，这变得越来越困难。如今，我们的初级保健医生不在医院工作，院派医生只在医院里工作，危重病学专家只在重症监护室工作，这种现象导致医患关系备受挑战，医患间的交流变得困难。对于医疗系统或门诊实践来说，保证医患交流时间并使其尽可能有意义是非常重要的。为了保证这一点，就需要考虑日程安排及电子病历优化和其他办公流程问题。

医生和其他医疗保健专业人员都很容易产生同情心疲劳和"第二患者综合征"。一些突发事件可能会对医生或医护人员产生巨大的情绪影响。研究表明，医护人员的血压更高，心率更快，肌肉更紧张，呼吸也更为急促。第二患者综合征的症状还包括注意力难以集中、食欲不振和睡眠障碍。患有这种疾病的医护人员会经历一系列的情绪变化，包括悲伤、恐惧、内疚、愤怒和蒙羞感。这种症状可能会持续几天到几个月，而且医生的基本精神状态（尤其是工作倦怠）会加剧这种症状。

住院或门诊效率

减少管理瓶颈可能是减轻工作倦怠的重要的措施之一。它包含了所有的因素。这是为了消除患者护理的所有障碍。同时，也会最小化所有的行政和非临床任务，从而使医生的时间可以直接投入到患者身上。重点应该放在改善护理上。减轻电子病历的"任务列表"对其他医护人员也是适用的，我们应该让医疗专业人员在床边照顾患者。在大多数情况下，医生是系统的"瓶颈"，因此，任何可以用来解除他们效率限制的措施都应该得到采用。

这些措施包括优化电子病历、尽量减少输入信息的时间，以及限制获取物资所需的时间。专业医疗人员每天在医院里行走步数加起来长达数千米。应该优先考虑为尽可能多的非临床的业务实现自动化和开发协议。

在住院环境中，周转时间（实验室和放射科）、智能警报设置、低效的程序设置和运输过程都可能导致效率低下。

在门诊环境或在实践的环境中，前面提到的许多措施同样适用。这包括优化电子病历、优化模板、设置办公程序以保障员工优先完成本职工作、合适的日程安排，以及所有可以使诊所环境变得平等、友好的因素。

在这方面，发展以团队为基础的护理模式，或者以患者为中心的医疗家庭模式（patient-centered medical home model，PCMH）也会影响到医疗实践，它能够减少混乱、降低压力、提高效率，从而减轻工作倦怠[17]。

交流

交流是另一个能够提供许多机会的途径。这包括医院与医生之间、医生与医生之间、患者与医生之间的相互沟通。交流有几个目的，其中有把正确的信息送到正确的地方以提供高质量的护理、提高透明度、促进医护人员参与医院工作交流，以及改善医护人员所依赖的门诊实践。

允许和鼓励医生以小团体的形式见面，这显然可以帮助医生处理复杂的医疗保健工作和缓解压力。这些会面通常是半结构化的，像是在餐厅和参与者家中进行的私人讨论，以帮助缓解一些因工作倦怠而导致的社会孤立问题[9]。有时这些团体会以所谓的巴林特小组的形式出现，这种小组由临床医生组成，他们会定期见面，讨论临床病例，以此来进一步理解和改善医患[14]。

可以通过培训来提高医生的医患沟通能力，这不仅可以提高护理质量，而且能改善医生和患者的体验。这已证明可以减少医生的职业倦怠[18]。

医疗事故危机处理

我认为，医疗事故问题对医疗成本和医护人员的工作倦怠的影响都被严重低估了。研究明确表明，工作倦怠增加了医疗事故的风险，反之，经历医疗事故的遭遇也加速了工作倦怠[19, 20]。医生处理医疗事故诉讼时所受到的压力和挫败情绪是难以估计的。

心理健康支持

对于医生和其他医疗工作者来说，寻求帮助总是具有挑战性和困难的，在心理健康方面更是如此。为医护人员提供不带偏见的心理健康服务是极为重要的。我们必须降低医生获得心理治疗的难度，同时还要消除医护人员在接受心理治疗时的耻辱感。

另一方面，对医疗保健和医生而言，员工权限申请或员工合同中基本上都与心理健康相关。这使医护人员寻求心理治疗的行为会对其事业或权限申请产生直接影响。必须对此采取措施，建立一个程序来保护患者，同时也要保护医疗工作者。

创建健康委员会和健康捍卫者（首席健康官）

我们不仅要专注于消除或减轻医生的工作倦怠，还要关注他们身心健康，其中包括克服工作倦怠问题、建立医生和医疗工作者之间的紧密关系，以及保持其身心健康。我们可以注意到，许多大型组织实际上都聘请了首席健康官负责改善工作倦怠和创建更加关注身心健康的组织文化。让医疗实践变得快乐是很重要的 [21]（图 7-2）。

文化改变

没有一个简单的办法可以解决工作倦怠。应该由多个小的解决方案联合来最终解决这些问题。我们很容易看到，对其做出的解决方案往往是系统性的，涉及整个组织，同时也涉及个人。

任何医疗保健组织的最终目标都应该是为员工打造良好的工作氛围以及提供一个以患者为中心的环境。许多研究表明，当员工快乐地投入工作时，患者的体验和医疗效果更好。所有这些措施都有助于改善文化，我们不能仅仅通过实施预防工作倦怠的项目来应付问题，而是把预防工作倦怠作为一个文化问题来关注。同样重要的是，我们必须注重构建关注健康、敬业度和满意度的文化。如果将来我们能够从衡量工作倦怠转为衡量"幸福度"和敬业度，那就太好不过了（图 7-2）。

向以价值为基础的护理过渡

我谨慎而乐观地认为，当向以价值为基础的护理过渡时，一些提到

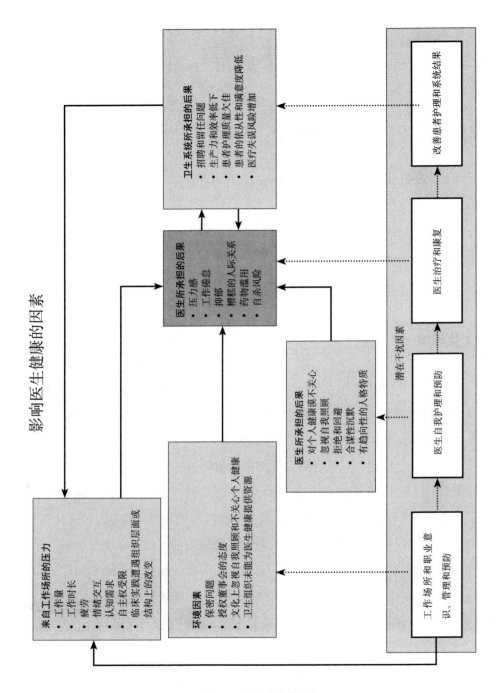

图 7-2 医生的健康之路

经 Eschelbach，MM 许可使用，（November 2018），A Proposed Review and Fix for Physician Burnout, Physician Leaders. Retrieved from: https://www. physicianleaders.org/news/proposed-review-fix-physician-burnout

的解决方案将成为这个过程不可或缺的一部分。以价值为基础的护理将成本、质量、结果和患者体验的责任转移到递送系统。这里最大的改变是责任成本。实施问责制和结果奖励，包括对过程的奖励等，可能会帮助医生专注于对患者有利的方面，并能够平衡资源利用、结果和成本。只有临床医生才能做到这一点。这可以为建立一致的财政激励机制奠定基础，并有利于培养医生的领导力、提高透明度和建立高效且有效的医疗保健模式 [22-37]。

改善组织工作倦怠的解决方案列表

工作时间与休息时间：平衡工作与生活 [22]。

- 确保工作量预期是合理的。

- 适当调整财务激励。

- 允许医生自主控制他们的工作时间。

- 明确工作职责。

- 允许医生更好地掌控他们的日程，并给予一定的灵活性。

- 尊重家庭界限和家庭优先事项。

- 制订一个合理的调用时间表，给予一定的补觉时间。

改善工作流程

- 合理为患者安排时间。

- 创建以团队为基础的文化。

- 关注工作流程，尽可能实现自动化。

- 着眼于全院。

- 建立患者流动委员会。

电子病历（EMR）

- 允许医生选择如何输入数据（如雇佣抄写员）。
- 最大限度地调动人员协助输入电子病历信息。
- 重新设置警报和公文筐，以尽量减少警报疲劳。
- 定期进行电子档案培训，鼓励使用超级用户状态。
- 最大化宏／模板和其他有效步骤。
- 与首席医疗信息官合作，最大限度地利用电子病历。

文化改变

- 鼓励医生进行领导和参与。
- 注重职业文化。
- 对破坏性行为保持零容忍。
- 创建一个健全的入职培训流程。
- 培养社群意识。
- 鼓励公平和透明。
- 提供心理健康资源，消除偏见。
- 交流，交流，再交流。
- 注重身心健康。

参考文献

[1] Berg, S. (2017, November 2). To address burnout's underlying causes, look to team-based care. Retrieved from https://www.ama-assn .org/ practice-management/ physician-health/address-burnouts-underlying-causes-look-team-based-care.

[2] Henry, Tonya Albert (2019, July 5). Burnout's mounting price tag: What

it's costing your organization, American Medical Association. Retrieved from https://www.ama-assn .org/practice-management/physician-health/ burnout-s-mounting-pricetag-what-it-s-costing-your.

[3] Berg, Sara (2018, October 11). How much physicians' burnout is costing your organization, American Medical Association. Retrieved from: https://www.ama-assn. org/practice-management/economics/how-much-physician-burnout-costing-your-organization.

[4] Shanafeldt, T., Goh, J., & Sinsky, C. (2017, September). The business case for investing in physician well-being. *JAMA Internal Medicine, 2017*, 4340.

[5] Stone, M. (2017, November 10). Fighting physician burnout at the organizational level. Retrieved from https://news. physicianleaders. org/ fighting-physician-burnout-at-the-organizational-level.

[6] Opinion: It's time to treat physician burnout's root causes. (2018, January 5). Retrieved from https://labblog .uofmhealth.org/industry-dx/ opinion-its-time-to-treat-physician-burnoutsroot-causes.

[7] Berg, Sara (2017, September 11). Family doctor spent 86 minutes of "pajama time" with e HR's nightly, American Medical Association. Retrieved from https://www.ama-assn .org/ practice-management/digital/fa mily-doctors-spend-86–minutes-pajama-time-ehrs-nightly.

[8] Kevi, M.D., anonymous. (2019, May 25). It's time for physicians to be less "productive." Retrieved from https://www.kevinmd. com/ blog/2019/ 05/its-time-for-physicians-to-be-less-productive.html.

[9] Jerzak, J. (2017, May/June) Radical design: The power of team base care. *The Annals of Family Medicine, 15*(3), 281. Retrieved from http: // www .annfammed .org/ content/15 /3/28 1.full.

[10] Fassiotto, M.A. Stanford University school of medicine, time banking system to support workplace flexibility. Retrieved from http: //wellmd. stanford.edu/content/dam/sm/wellmd/documents/Time-banking-system.pdf.

[11] Berg, S. (2017, September) Burned out? You're not alone. Here's how two doctors overcame it, AMA. Retrieved from https://www. ama-assn. org/practice-management/physician-health/burned-out-you-re-not-alone-here-s-how-2–doctors-overcame-it.

[12] Schuite, B. (2015, August). Time in the bank: Hey Stanford plan to save doctors from burnout. *Washington Post*. Retrieved from https://www.washingtonpost.com/news/inspired-life/wp/2015/08/20/the-innovative-stanford-program-thats-saving-emergency-room-doctors-from-burnout/.

[13] Kimmel, Jackie (2018, October 30). The five biggest risk factors for physician burnout, according to our 13,371–physician survey. Advisory board. Retrieved from https://www.advisory. com/daily-brie fing/ 2018/ 10/30/burnout.

[14] Berg, S. https://ww w.ama-assn .org/ practice-management/physi cian-health/leadership-development-may-be-linked-reduced-burnout-rates .

[15] Cheney, C. (2018, June 21). Two kinds of interventions reduce physician burnout. Retrieved from https://www.healthleaders media. com/clinical-care/two-kinds-interventions-reducephysician-burnout.

[16] Norcal Group. (2018, December). Systems solutions to decreasing physician burnout and increasing wellness. *Claims Rx*, 12–18 Retrieved from https://files.norcal-group.com/hubfs/Resources/NORCAL_Claims Rx_Burnout-Wellness_12–18. pdf.

[17] Berg, Sara. (2018, April 4). Four lessons Mayo Clinic learned from group meetings to cut burnout, American Medical Association. Retrieved from https://www.ama-assn. org/practice-management/physician-health/4–lessons-mayo-clinic-learned-group-meetings-cut-burnout.

[18] Dechant, Paul. (2018, February 18). Absence of fairness and burnout. Retrieved from http: //www. pauldechantmd. com/absence-of-fairness-burnout/.

[19] Pena, Cindy. (2017, November 15). Insight healthcare: Reenergizing your practice-How the PCM a smile impacts physician burnout, and secure a blog. Retrieved from https://blog.ncqa.org/re-energizing-your-practice-how-the-pcmhmodel-impacts-physician-burnout/ .

[20] Berg, Sara (2017, July 7), Better communication with patients linked to less burnout, American Medical Association. Retrieved from https://www.ama-assn. org/practice-management/physician-health/better-communication-patients-linked-less-burnout.

[21] Kopynec, Suze (2019, May 1). Provider burnout and the risk of malpractice, a APA news. Retrieved from https://www.aapa.org/news-central/2018/05/provider-burnout-and-the-risk-of-malpractice/.

[22] Becker's Hospital News. (2011, November 15). Malpractice lawsuits linked to physician burnout, dissatisfaction. Retrieved from https://www.beckershospitalreview.com/news-analysis/malpractice-lawsuits-linked-to-physician-burnout-dissatisfaction. html.

[23] Kishore, Sandeep, Ripp, Jonathan, Shanafelt, T. et al. (2018, October 26) Making the case for the chief wellness officer in America's health systems: A call to action. *Health Affairs*. Retrieved from https://ww w.healthaffairs .org/ do/10 .1377 / hblog20181025. 308059/full/.

[24] Cheney, Christopher. (2018, June 21). Two kinds of interventions reduce physician burnout, Health leaders. Retrieved from https://ww w.healthleadersmedia. com/clinical-care/two-kinds-interventions-reduce-physician-burnout.

[25] DrummondD. (n.d.). *Physician Burnout: Why It's Not a Fair Fight*. Retrieved from https://www.thehappymd.com/blog/bid/295048/Physician-Burnout-Why-its-not-a-Fair-Fight .

[26] Drummond, D. (n.d.). *Physician Burnout-The Three Symptoms, Three Phases and Three Cures*. Retrieved from https:// www. thehappymd. com/blog/bid/290755/physician-burnout-the-three-symptoms-three-phases-and-three-cures.

[27] Fry, E., & Schulte, F. (2019, March 18). *Death by a Thousand Clicks: Where Electronic Health Records Went Wrong*. Retrieved from https:// fortune. com/longform/medical-records/ .

[28] Goodman, M. & Berlinerblau, M. (2018, January 5). Discussion: Treating burnout by addressing its causes. Retrieved from https://ne- ws.physicianleaders. org/discussion-treating-burnout-by-addressing- its-causes.

[29] Hockman, D.E. (2018, May 15). *A Relatively Simple Solution to Physician Burnout*. Retrieved from https://www. kevinmd. com/b- log/2018/05/a-relatively-simple-solution-to-physician-burnout. html.

[30] Jain, S.H. (2018, December 21). *One Solution to Physician Burnout: Appreciation*. Retrieved from https://www.forbes.com/sites/sachin- jain/ 2018/12/21/more-gratitude-one-solution-to-address-the-looming- crisis-of-physician-burnout/ #5e7e 4ec48 4d4.

[31] Kalani, S.D., Azadfallah, P., Oreyzi, H., & Adibi, P. (2018). Interventions for physician burnout: A systematic review. *International Journal of Preventive Medicine*, 9, 81.

[32] Kumar, R. (n.d.). *5 Ways to Reduce Physician Burnout Caused by EHRs*. Retrieved from https://www.softwareadvice.com/resources/ reduce-physician-burnout /.

[33] Maslach, S., Jackson, S.E., Leiter, M.P., Schaufeli, W.B. & Schwab, R.L. *Maslach Burnout Toolkit*. Retrieved from https:// www.mindgard- en.com/184–maslach-burnout-toolkit.

[34] Montanez, R. (2018, March 5). *Powerful Solutions to Help Stop and Prevent Burnout*. Retrieved from https://www.forbes.com/sites/ ellevate/2018/03/05/powerful-solutions-to-help-stop-and-prevent- burnout/#176330163a47.

[35] Physician burnout solutions. (n.d.). Retrieved from https://www. min- dgarden.com/content/34–physician-burnout-solutions .

[36] Reducing physician burnout. (2016, June 1). Retrieved from https://

www.hopkinsmedicine.org/office-of-johns-hopkins-physicians/best-practice-news/reducing-physician-burnout.

[37] West, C.P., Dyrbye, L.N., & Shanafelt, T.D. (2018). Physician burnout: Contributors, consequences and solutions. *The Association for the Publication of the Journal of Internal Medicine, 283*(6), 516–529.

第 8 章　幻想破灭的医生和电子病历

George Mayzell　著　　林隆钢　译

　　电子病历（electronic medical record，EMR）是造成工作倦怠最重要的因素之一。2017 年 3 月，有报道声称已有 67% 的医疗服务提供者使用了电子健康记录（electronic health record，EHR），截至 2015 年，约 87% 的诊所医生采用了电子健康记录。自 2008 年以来，医生诊所的电子病历普及率几乎翻了一番。但值得注意的是，近 40% 的医院管理人员对现行的电子病历系统持不感兴趣或不满意态度 [1]。

　　传统观点认为，电子病历和医生的工作倦怠密切相关。尽管大多数人都认为，病历是导致工作倦怠的一个重要因素，但事实并非如此。

　　越加明显的是，医疗保健领域的成果和交流并没有达到所需的水平，而成本和质量衡量又是必要的，制订全面的电子病历策略也至关重要。不幸的是，医生和医疗工作者工作流程的整合并没有得到优先考虑。事实上，电子病历发展过程中最大的问题之一就是临床医生没有密切参与最初的研发。在 2006 年进行的一项研究中，梅里特（Merritt）和霍金斯（Hawkins）发现，只有 11% 的医生报告觉得电子病历改善了患者之间的互动交流，而 60% 的医生说电子病历使这些交流变得更糟 [2, 3]。

　　电子病历对医生的工作流程、时间限制和工作倦怠产生了巨大的影响，而这已得到有力证明。我们用电脑代替了纸张试图去提高效率，但现在我们不得不雇用更多的人（抄写员和其他人）来支持这个新系统。下列的例子可以让人看到这项工作的挑战性 [4]。

- 在 10 小时的轮班中，急诊室医生平均总共点击了 4000 次鼠标来记录患者的情况 [2, 3]。
- 与纸质记录系统相比，医生每周需要多花 6.5 小时在电子病历记录上 [2, 3]。
- 电子病历的使用降低了 20%～40% 的生产力。
- 每有一个患者来诊室看病之后，医生在问诊接下来四个患者时就会收到一条与就诊无关的电子信息。

电子病历发展过程

1999 年，美国医学研究所（Institute of Medicine）发表了一篇题为《犯错是人之常情》（*To Err Is Human*）的文章。文章指出每年有多达 98 000 人死于医院的医疗事故 [5]。这篇文章可能会改变人们对医院安全的看法。这篇文章还指出，这些死亡人数超过了因交通事故、癌症和艾滋病等常见原因而死亡的人数。

2010 年和 2014 年，题为《魔镜魔镜告诉我》（*Mirror, Mirror on the Wall*）的文章对此作了后续报道。联邦基金（Commonwealth Fund）发布的这些后续出版物指出，美国医疗保健在质量和结果方面仍存在困难，并指出在许多方面与其他国家相比表现明显不佳 [6, 7]。

令人沮丧的是，这些文章据第一次报道发表时已过去了 15 年，但在医疗环境的安全方面我们并没有取得任何出彩的成就和进步。

我们可以从这些事中得到很多启示和建议。其中之一就是对电子医疗记录的明确需求，该记录必须具有完整的互动性，并且便于患者和医生访问医疗信息。

2009 年，《经济和临床医疗保健信息技术法案》（Health Information Technology for Economic and Clinical Health Act）改变了医疗保健服务

的现状。这项立法涉及广泛，它鼓励推广电子病历，并给其一定的财政支持 [8]。

这些激励资金用以支付将电子病历引入医院和诊所所需的费用。人们希望这将增强沟通，减少医疗差错，并提供更好的医疗保健结果。

政府提供了数十亿美元来完善一个没有完全阐明策略的系统。起初，医疗行业反对这一改变；不过，这个经济刺激方案带来了许多新的参与者，进而也带动了市场的多重积极性。超规格的价格和费用也是一个小因素，不过将电子病历带入医院和门诊的激励更大。

这个经济刺激方案创造了大约 350 亿美元 [9] 的机会，以创造一些帮助医护人员记录医疗信息的东西。这些工具为新成立的电子病历公司提供了一个赚钱的好机会，他们让医生和医院遵守这些有意义的使用标准，并设立可观的经济奖励。问题在于，市场营销和实施的时间非常短，导致供应商在没有充分准备的情况下直接进入了市场，然后将一些不完善的系统提供给了医护人员。

这些早期的电子病历通常是由非临床人员设计和制作的。其重点在于捕捉适当的临床信息，以便向保险公司和医疗保险服务开出账单。这些系统通常很烦琐，因为没有医生和临床领导的参与设计运作流程，它们运行时通常显得笨拙，不适合医院或诊所使用。

在电子病历的发展和建设中医生和临床领导者能发挥积极的作用是至关重要的；然而，由于各种原因，这种作用并没有产生。

幸运的是，这种情况正在慢慢改变。现在，电子病历正大量地接受临床信息，以便能更好地反映出临床医生的工作流程。越来越多的医院和卫生系统正在聘请首席医疗信息官（chief medical information officer, CMIO）来协助这些过程。大多数顶级软件供应商现在都在优化他们的电子病历，朝着互通性的方向发展，试图着重建立一个以患者和医生为中心的系统。

电子病历问题和工作倦怠

《美国医学会杂志》（*JAMA*）最近的一篇文章 [10] 描述了导致医生工作倦怠的最常见原因，而这与电子病历要求的工作条件有关。研究结果显示，过多的数据输入、记录膨胀、账单数据过多、担心丢失信息、操作系统的复杂性、响应时间长、信息过载和医患关系的干扰是导致医生对电子病历不满的最常见原因，其他的原因还包括久坐在电脑前而导致的身体疼痛和体态问题（图 8-1）。

信息超载

信息超载是导致工作倦怠的最主要因素之一。有个关于这方面的案例，那就是医生试图将来自其他电子病历、实验室、放射科和其他科室的各种数据合并到医疗记录中。在过去，一份好的病历只记录相关的项目，而不包含很多不相关的项目。现在的病历可能冗长烦琐。通常最简单的方法就是把前一天的记录复制粘贴下来。但这种操作可能会导致信息不准确或者文档页数多，而且错误难以被发现。电子病历软件已经"制造了难以理解的巨大怪物"，萨多维（Sadoughi）博士如此说 [11]。

从行业外部的角度来看，电子病历的发展被视为医疗行业的福音，但从忙碌了一天的临床医生的角度来看，这种信息超载是很难克服的。遗憾的是，这些数据中的大部分都是无关紧要的，且需要花费大量的时间来浏览。而且医护人员意识到，如果他们遗漏了一些电子记录中的信息，将承担巨大的法律责任。

信息超载的另一个因素——警报疲劳

由于医疗保健信息的复杂性和数据的堆积，电子病历有一个潜在功能，就是识别关键问题并提醒医护人员注意潜在的危险。这些"警报"

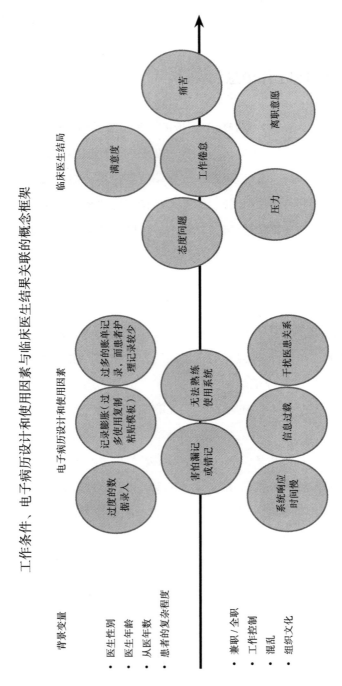

图 8-1 电子病历的挑战

引自 Kroth, P.J., Morioka-Douglas, N.M., Veres, S., et al. (2019) Association of electronic health record design and use factors with clinician stress and burnout. *JAMA Network Open*, 2(8), e199609. doi:10.1001/jama-networkopen.2019.9609.

可能因为药物 – 药物、药物 – 疾病、药物 – 剂量相互作用，以及其他领域的问题而出现。让医护人员改变医嘱或者护理方案，就有可能挽救生命。但问题在于辨别哪些警报是重要的，哪些是不重要的，这有一定的挑战性 [12]。研究表明，电子病历平均每天会发出 64.1 次警报，其中仅有 4.5% 值得处理 [13]。有大量的研究表明，尽管这些警报有助于改善患者的护理，但也有研究表明，警报疲劳可能会使医生和其他人错过重要的信息。

数据录入困难

在过去的纸质图表时代，医生的文件记录非常少，而且通常只达到最低的可接受程度。当时的记录很难被读懂，指令也很复杂，而且记录没有遵循任何标准的流程。在这个时候出错是常见的。为了解决这个问题，立法机构和电子记录公司，连同其他的授权机构（风险、合规等），制定了计算机化医嘱录入（computerized physician order entry，CPOE）。这一程序要求医生直接将医嘱录入计算机。在过去，医嘱由医生书写或口头下达，然后由助手将其录入系统，这就可能因为字迹或其他问题而导致了转述错误。

从表面上看，这个概念非常合理，通过让临床医生以一种标准的方式自己下医嘱，错误应该会被最小化，患者的预后应该得到改善，对患者的伤害也会减少。然而这种方法带来了意想不到的后果。这个系统要求除了为医嘱输入适当的数据资料外，还需要有适应证成像、最佳实践建议、编码查询要求和账单要求。在一些机构中，医生们总觉得如果自己不输入信息，数据点就不准确。每一个附加的信息本身通常是很少的；然而，当把它们全部加在一起时，它们就变得相当麻烦。

这看起来可能不是一项大工程，但一些研究表明，医生现在每花一个小时照顾患者，就会花大约两个小时在处理文件上。虽然"超级用户"

可以掌握一些"行业技巧"，但要将所有信息输入电子病历仍然具有相当大的挑战性。

许多解决方案都集中于外包这些文书职能，原来的流程已经负担过重，而外包还会继续增加其成本和复杂性。这些外包解决方案包括医疗抄写员和虚拟抄写员，他们会在医生的指导下完成医疗记录文档。

虚拟抄写员是最新的解决方案。一些公司能够在非现场（得到许可）旁听医生和患者的问诊交谈，所以他们雇佣医科学生或其他医学相关的员工（有些在国外）当虚拟抄写员，并由他们提供一份病程记录。

这份记录之后需要医护人员核准 [13]。我相信未来会出现更多这样的颠覆我们日常观念的事。在 2015 年，在一项针对抄写员的研究中发现，医生用电脑记录文件的时间减少了 36%，与患者相处的时间也有类似的增加 [11]。

在检查室，医生几乎需要消耗一半的时间面对电脑屏幕 [11]。为了提高效率，医疗服务提供者不仅要关注临床技能，还要成为一名电子病历专家，他们需要输入宏或模板、保存偏好、建立笔记，以及设置个人医嘱集。这些都没有把患者放在医疗体验的中心。这在有了电子病历后是个普遍问题，以至于马克·弗里德伯格（Mark Friedberg）医生曾嘲笑似地说，"我曾经看到一个医生与患者进行眼神交流。这类耸人听闻的事不能再次出现。" [8]

根据梅奥诊所（Mayo Clinic）的研究，预测工作倦怠的最有力因素之一就是每个人花在电脑文档编写上的时间，其中包括他们在家里进行文档编辑所用的时间 [11]。电子病历最初被认为是一种工作效率的强化剂，后来则被证明是导致医生工作倦怠的最大的压力源之一。

事故

电子病历有可能比纸质病历安全得多。它们可以指出药物与药物之间存在的相互作用，让医护人员注意到过敏反应，并给予最佳实践建议。但不幸的是，它们也可能在用户使用过程中出现错误。药物选择和药物剂量问题是电子病历常见的出错原因。例如，当你考虑到含有大量吗啡、泰诺和肝素的配方时，很容易发现你在不经意间选择了错误的剂量、配方或给药途径。

Quantros 是一家医疗保健分析公司，它表示在 2007—2018 年记录了 1.8 万起与电子病历相关的安全事件，其中 3% 的事件导致患者遭受伤害，其中 7 人死亡 [14]。

例如，要使用泰诺，一个电子健康记录的下拉菜单中就有 86 个不同的列表选项。其中许多对特定患者来说是不相关的。医生必须仔细阅读清单，以免点击错误的剂型。在大约千分之一的药方中，医生意外地选择了栓剂类。虽然这不是一个有关安全的问题，但我敢肯定，本应口服的药物变成直肠给药，患者对此可能感觉不好 [14]。

2016 年，在一次测试模拟中，Leapfrog 集团指出，在 39% 的案例中，电子病历未能指出有潜在危害的药物处方。而在这些案例中，13% 可能是致命的 [14]。

我们都希望电子病历能带来益处。根据迈耶（Meyer）的说法，我们才刚刚开始从中受益。研究人员观察了因 15 种常见疾病住院的患者，并分析了他们 30 天内的死亡率。这些患者都有联邦医疗保险。在使用电子病历的最初几年里，死亡率实际上增加了；不过在那之后，电子病历每增加一项功能，每年死亡率就会下降 21%。在患者的安全保护方面，它具有巨大的长期潜力 [11]。

问题列表才是个问题

问题列表应该是一个诊断和问题的列表，每个医生可以阅读其作为参考，以了解哪些问题是常见的，或者是出现过的 [15]。但它并没有发挥预期的作用。其中存在许多技术问题和工作流程问题。首先是技术问题。

刚通过的第 10 次修订本《疾病和有关健康问题的国际统计分类》（ICD 10）大约含有 68 000 个编码 [15]。它的目的是捕捉患者特定的详细诊断。但不幸的是，它的编码太多了，只能通过电子手段来处理。在其中有两个主要的技术问题，其中之也是最主要的就是编码过多，并没有真正增加任何价值。

这些编码包括以下内容 [16]。

T Z63.1– 姻亲关系的问题。

W61.43– 被火鸡啄伤。

W22.02– 撞到路灯柱上。

W97.33– 被喷气式发动机吸入。

如上所述，还有许多相似和重叠的编码。当试图为单独一种疾病编码时，这可能会造成越来越多的混乱。例如，急性充血性心力衰竭有 95 种 [17] 不同的编码。在临床上，这些重叠编码通常无法区分。这使得同一个医生在面对同一种疾病时可能会使用不同的编码。

即使我们可以克服所有的技术问题，在临床工作流程中，还有一个主要的问题。问题列表常处在无人负责的状态。每次医生进入图表并创建诊断时，这个系统就会自动更新问题列表，在活跃问题、旧问题和已排除问题之间不断重复以及产生混淆。每个人都在负责就相当于没人负责，这使得问题列表经常无法使用。除非医生们对如何管理问题清单达成一致，并能确保它是最新的，而且电子病历不会对其造成混乱，否则它仍将很少被使用。

记录膨胀

与信息超载问题类似的是"记录膨胀"问题。有太多的东西被放进了医疗记录中，有太多的"复制和粘贴"。其中有详细的模板来帮助记录；也有仪表板，其上显示各种相关信息并可以在记录中进行查看。这些通常都没有得到充分利用。这些设计本来是用以减少在日常记录中复制和拖动各种信息的需要。然而，医生们仍然在他们的记录中加入大量的细节。

为了更加详细，有些医生几乎把每一份病历都抄送给初级保健医生，并将其传至医护人员的收文篮中。尽管每份记录都可以通过电子方式轻松获得，而且可能不需要每天共享，但这种情况还是会发生。

美国联邦医疗保险和医疗补助服务中心（Centers for Medicare and Medicaid Services，CMS）正在起草一项规范收费的条例。该计划将取消收费级别，CMS 将只允许一个收费级别。因此，记录的需求将发生巨大变化。这样做的基本原理是，从付款人的角度来看能够尽量减少支付体系的工作量和复杂性。但这个计划现在被推迟了 [18]。

工作条件和电子病历

另一个有影响的因素是糟糕的电子病历基础设施。具体来说，电子病历响应时间慢得令人恼火。考虑到这是 2019 年的技术，对此我们根本没有任何借口去辩解。但是事实上很多医院是在多年前建成的，而且正在老化。

医院的物理基础设施本身阻碍了电子基础设施的发展。为了解决缓慢的响应时间问题，各地的信息技术（information technology，IT）部门优化了 WiFi 信号中继器和各种小工具，但老建筑的基础设施和建筑类型经常干扰这些 WiFi 信号。随着电子放射图像、WiFi 口授系统和其他大格式电子传输对频带宽度增加的需求逐渐上升，医院的基础设施继续面临挑战。

人们对接口、交互性、符合 HIPPA 标准的短信，以及其他复杂的电子信息有着持续的需求，这些信息需要数据轻松地传递到医生和医疗工作者手中，并且确保响应及时。不过，由于基础设施的限制，通常达不到最佳体验。

剪切和粘贴

剪切和粘贴与记录膨胀是一类问题。临床医生可能会复制他（她）自己（或其他人）昨天的记录，并将它们粘贴到今天的日常记录中。许多领导层的医护人员无法接受这一点。如果这项操作正确，对临床医生来说，这可能是一种节省时间和利用电子病历的方法。大多数情况下，患者的体检、病史和手术史记录大多没有变化，每天重写这些没变化的记录，是没有必要的。只要文本不断更新和编辑，复制和粘贴就不是问题，但问题在于，这些文本通常是不更新的，如果遗漏了某些区域，就会导致不准确的信息不断被提取出来。此外，这也可能创建一个冗长的记录，其中仅能传达少量的真实临床信息。

更多医生领导

医院应该让医护人员积极发挥领导作用，参与改善医院结果、质量、效率和财务管理的运营工作。这需要医生和医生以外的工作人员合作。

例如，为了更新问题列表，每个医生很容易根据自己的专业增加一个问题，然后要求医院来解决冲突。这将为所有住院医生和门诊医生提供一个清晰的问题清单。这取决于组织和担任领导的医生是否与其他医生一起工作，并帮助他们解决问题。

潜在方案[19]（图 8-2）

- 提供充分的电子健康记录训练
- 选出内部的电子健康记录冠军
- 安排易上手的训练课程
- 改进 HR 登录和密码处理
- 优化工作流程
- 搜索和确定流程优化措施
- 利用模板或其他快捷方式
- 充分熟悉电脑系统
- 用好真人或虚拟的医疗抄写员
- 评估维持电子健康记录所需的资源和人力
- 思考创建一个专门的 EHR/ 界面

图 8-2　优化电子病历方法

引自 Spitzer, J., (July 2018). Six stats on the HR related physician burnout and 7 tips to combat it, *Beckers Hospital Review*, Retrieved from https://www.beckershospitalreview.com/ehrs/6–stats-on-ehr-related-physician-burnout-and-7–tips-to-combat-it.html; Kumar R., (September 2018). Five ways to reduce physician burnout caused by EHR's, *Software advice*, retrieved from https://www.softwareadvice.com/resources/reduce-physician-burnout/

培训，培训，培训

这一部分是关于管理医生和医护人员的工作流程，以及如何以最小的管理代价从每一份电子病历中获得最大价值。要做到这一点，每个人都必须接受最大程度的培训。其中包括强制培训，目标是让每个人都成为超级用户专家。当然，这也会有一些阻力，因为这会占用医护人员的业余时间。然而，从长远来看，它将提高效率，并减少因不了解电子病历的全部功能而带来的一些阻碍。

必须设定培训和再培训时间表，目标是让医护人员彻底了解这个系统。这包括学习如何创建模板和宏，从而使诊所和医院的工作流程尽可能地保持高效。还应该选出内部的医生冠军。当医生和其他工作人员查房时，超级用户和医院专家需要随时待命。特别是短期内，培训内容可能是解决电子病历带来的一些效率低下的最关键因素。

登录简单化

对电子病历简单化登录的需求应该是不言而喻的。电子病历的登录应该变得简单，同时，在查房期间应该一直保持一个登录的状态。平衡安全风险和效率应该始终是我们的目标。

单点登录也是必要的。想想医生或护士面临的问题，他们必须每天登录计算机 30 次、40 或次 50 次，从而为不同的患者输入或显示医嘱、化验结果和记录。如果在登录上花费大量次数，那所累积的时间也较多。此外，还需要一个简单的程序，可以让医护人员在诊所外登录，这样他们就可以在任何地方快速轻松地完成工作。

工作流程问题

计算机应该适应医生和护士的工作流程，而不是让他们去适应计算机。应该花时间来评估事情是如何完成的，然后利用计算机工具来提高当前工作流程的效率。所以，如果第一步需要先进行某项操作，如挂号，那么就需要将这样的步骤输入到计算机中。

医院流程的复杂性使得这一点变得困难，因为通常需要根据患者的急性需求跳过或规避某些步骤。我们应该花时间最大化计算机的作用，从而使医生和护士有更多的时间照顾患者。这可能是电子病历最大的问题之一，因为在大多数情况下，电子病历是作为计费和管理工具而不是临床工具而创建的。这使得电子病历在跟踪和预测临床信息，以及向工作人员提供临床信息方面往往效率低下。许多电子病历系统已经建立了应对方案，因此这些工具正慢慢变得更加侧重于临床。这就是医生和护理人员参与的关键所在。他们必须参与工作流程设计。这其中的一大挑战就是每家医院或者体系都用自己的方式制订系统。这使得每一种系统，即使来自同一家制造商，也相互不联通。

如前所述，医生与患者每相处一个小时，大约要花两个小时在电脑上。他们每天都要花费大约 50% 的时间在电子病历上，而只有 27% 的时间花在与患者的直接接触上 [4]。对此，必须做出改变，让医生花更多的时间与患者交流。

此外，EMR 添加了许多点击，以满足遵从性和管理需求。按照阿什顿（Ashton）医生的说法，医生必须"摆脱那些愚蠢的东西"。我们必须削减很多以前由辅助工作人员做的不必要的工作，或者实际上根本不需要做的工作。再点击除了多点击一次别无他用 [20]。过去经常跳过的字段现在被称为"必填字段"，必须先填写这些字段才能完成信息的输入。这就可能会在工作中造成重大的瓶颈 [19]。

信息和警报管理也是工作流程的一部分。警报疲劳也是存在的问题。医生们每周会收到 100 多封邮件。人们需要一种自动的方法把重要的内容与非重要的内容分开 [14]。此外，根据 2016 年 Medscape 的一项研究，医生平均每天收到 79.6 个通知，他们平均每天花一个多小时来回应这些电子记录的警报 [21]。根据哈佛大学医学院的一项研究，临床医生承认在49%～96% 的时间里忽视了这些安全通知。

改进工作流程是没有尽头的。我们必须继续在其中投入时间、精力、金钱和资源来持续改进工作流程及其与电子病历的整合。

优先完成本职工作

医生和护士在电子病历系统中耗费大量时间进行信息录入，效率低下。在我们拥有更好的听写系统或更好的人工智能（artificial intelligence，AI）系统来输入信息之前，我们仍不得不手动完成很多工作。如前所述，其中一个趋势是使用抄写员和虚拟抄写员来帮助输入数据。这需要额外的资源，而且不是一个长期的解决方案。不过在此期间，它减少了医护人员花费在数据输入上的时间。

抄写员在医院或者在医生的诊所输入数据。虚拟抄写员进行远程工作，他们在患者允许的情况下收听诊室的问诊，并在医生远程监督的情况下将信息输入医疗记录。甚至有些虚拟抄写员是在海外进行工作的。其中有个在印度的项目就很特别，该项目由医学生和医学专家从事这方面的工作 [22]。

资源，资源，更多资源

电子病历系统的重要性正变得越来越明显，但它也有可能成为医院或实践的瓶颈。随着医院（和诊所）变得更加精明，需要专门的资源来帮助工作流程和更新。首席医疗信息官在医院中至关重要，但给予资源的规模需要适当，这样系统才能不断改进和更新。

连通性和接口

这是最大的挑战之一。如果住院电子病历系统来自不同的制造商，甚至是同一制造商的不同版本，那么住院电子病历系统往往不能与门诊电子病历系统充分连通。医疗信息不能顺利地从住院患者转移到门诊患者或从一个门诊患者系统转移到另一个门诊患者系统。实验室、X 线和其他部门的信息接口通常是不兼容的。这都是必须要处理的问题。通常信息可以以扫描格式或 PDF 格式共享，这比没有要好，但是信息搜索不容易，或者趋向于单个数据点。

HITECH 法案的目标之一是交叉运作能力。许多医疗保健机构做得还不够。他们无法证明将他们的电子病历与其他医疗保健机构对接所需的费用是合理的。即使有罚款，但许多医生已经决定承担罚款，而不是花更多的钱在电子病历系统上面。通常，为电子病历提供资金支持是医生受雇于医院的主要原因之一。

文化和财务方面的挑战让这种连通变得困难；许多供应商认为这造成了竞争劣势。在一个名为"信息阻塞"的议题中，这些医疗保健机构被指控蓄意干扰信息流向不同电子健康记录系统。此外，接口的成本可能非常高，随着电子病历软件的更新和不同版本上市，系统不断更新，经常需要多个接口 [1]。

为了解决这个问题，总会有新的接口被开发出来。要让电子病历充分发挥作用，需要有真正的通用接口和实现真正的连通性。

总结

总而言之，电子病历会继续存在，但它不能保持以目前的形式存在。需要通过知识、模板和消除不必要的步骤来最大化其使用性和可用性。在未来，可能在实际上需要重新设计系统，以实现更容易和更快的输入、更容易和更可靠的信息访问，以及更多的互操作性与其他医疗数据的连通。这将有助于减轻工作倦怠 [23-25]。

重要的是，不要只使用离散字段，而要培养真正的语言处理能力。要获得大多数电子病历，不仅需要人口水平的数据或实践水平的数据；我们还必须通过系统内的决策支持和录入的知识，在个体层面上为患者提供更好的护理。只有当系统变得像纸图表一样容易上手时，它才会发挥作用。未来显然会出现一些有趣的事情，包括使用人工智能来帮助解决一些效率低下的问题 [26-30]。

如果这些电子病历能够灵活地适应个人或团体医生的工作流程，那将是极好的。显然，让医生与工作流程更加一致是这个方案的目的之一。如果电子病历能够自动填补预防保健和慢性疾病处理方面的空白，并在患者于诊室接受评估时将其整合到当前的医疗记录中，那也是一件好事。这些查询必须构建到患者信息系统中，使医生能够轻松地做正确的事情，并安排预防性和慢性护理检查。此外，如果电子病历能够在决策方面提供帮助，建立最新的医疗信息库，并将循证医学流程直接无缝地、易于操作地导入电子病历中，那对医生来说将是一件很棒的事情。任何决策支持或其他信息都必须随着新信息的出现而不断更新。

显然，将可穿戴设备、虚拟就诊、直接输入患者信息、社交媒体和健康的社会决定因素等其他数据来源整合到电子病历中，将有助于我们从医疗保健服务转向"健康"服务。

如果这些电子病历能够成为改善医疗服务的工具，并让医务工作者变得更有效率，那么他们就可以不再导致工作倦怠，并发挥其真正潜力 [31-33]。

参考文献

[1] EHR adoption rates: 20 must-see stats. (2017, March 1). *Practice Fusion*. Retrieved from https://www.practicefusion.com/blog/ehradoption-rates/ .

[2] Larson, J. (2018, September 11). *The Leading Cause of Physician Burnout, What You Can Do*. Retrieved from https://www. staffcar e.com/the-leading-cause-of-physician-burnout/;

[3] Beresford, L. (2016, April). *Research Shows Link Between EHR and Physician Burnout*. Retrieved from https://www.the-hospitalist. org/hospitalist/article/121721/research-shows-link-between-ehr-and-physician-burnout.

[4] Marcus, H. (2018). *Physician Burnout: Defining the Problems,*

Revealing the Solutions. Retrieved from https://www.thedoctors. com/
the-doctors-advocate/second-quarter-2018/Physician-Burnout-Defining-
the-Problems-Revealing-the-Solutions/.

[5] Institute of medicine, to err is human: Building a safer health system.
(1999, November). Retrieved from http: //www. nationala cademies.org/
hmd/~/media/Files/Report%20 Files/1999 /To-Erris-Human/To% 20Err
%20is %20Human%201999 %20%20report% 20brief .pdf.

[6] Davis, K, Schoen, C, & Stremkis, K. (2010, June). Mirror, mirror on
the wall: How the performance of the US healthcare system compares
internationally, 2010 update. Retrieved from https:// www.commonwe-
althfund.org/publications/fund-reports/2010/jun/mirror-mirror-wal-
l-how-performance-us-health-care-system.

[7] Davis, K., Stremikis, K., Squires, D., & Schoen, C. (2014). Mirror
mirror on the wall, 2014 update; how the US health care system
compares internationally. Retrieved from https://www. com monwealthf
und.org/publications /fund-reports/2014/jun/mirror-mirror-wall-201
4–update-how-us-health-care-system.

[8] Health information technology for economic and clinical health act
(HITECH Act): Wikipedia. Retrieved from https://en. wikipedia .org/
wiki/ Health_Information_Technology_ for_ Economic_and_Clinical _
Health_Act.

[9] Reisman, M. (2017, September). EHR's: The challenge of making
electronic data usable and interoperable. *Pharmacy and Therapeutics*,
42(9), 572–575.

[10] Kroth, P.J., Morioka-Douglas, N.M., Veres, S., et al. (2019).
Association of electronic health record design and use factors with
clinician stress and burnout. *JAMA Network Open*, 2(8), e199609.
doi:10.1001/jamanetworkopen.2019.9609.

[11] Gawande, A. (2018, November 12). *Why Doctors Hate Their
Computers*. Retrieved from https://www.newyorker.com/magazine/

2018/ 11/12 /why-doctors-hate-their-computers.

[12] Kizzier-Carnahan, V. Frequency of passive EHR alerts in the ICU, work on health and science university. Retrieved from https://ohsu. pure.elsevier.com /en/publications/frequency-of-passive-ehr-alerts-in-the-icu-another-form-of-alert-.

[13] Caliri, A. (2019, January). The case for virtual scribes. *Beckers Hospital Review*. Retrieved from https://www. beckershospital review. com/hospital-physician-relationships/the-case-for-virtual-scribes. html.

[14] Schulte, F., & Fry, E. (2019, March 18). By 1000 clicks: Where electronic health records went wrong. *Fortune*. Retrieved from https:// khn.org /news /death-by-a-thousand-clicks/.

[15] ICD 10 Wikipedia. Retrieved from https://en.wikipedia.org/ wiki/ ICD-10.

[16] Brown, N. (2015, October). Top 10 most hilarious codes in ICD 10. Retrieved from https://www.nextech. com/blog/top-10-most-hila rious-codes-in-icd-10.

[17] 2020 ICD- 10-CM diagnoses code 150.9. Retrieved from https://ww w.icd10data.com /ICD10CM/Codes/ I00-I99/I30-I52 / I50-/I50. 9.

[18] Calendar year(CY) 2019 medicare physician fee schedule (PSF) final rule. Retrieved from https://www.cms .gov/ About-CMS/ Story-Page / CY-19-PFS-Final-Rule-PPT .pdf.

[19] Spitzer, J. (2018, July 11). *6 Stats on EHR-Related Physician Burnout and 7 Tips to Combat It*. Retrieved from https:// www.beckershospit-alreview.com/ehrs/6-stats-on-ehr-related-physician-burnout-and-7-tips-to-combat-it.html.

[20] Cohen, J.K. (2018, November). Physician viewpoint: How to remove stupid stuff from the EHR, ACS communications 2018. Retrieved from https://www.beckershospitalreview.com/ehrs/ physician-viewpoint-how-to-remove-stupid-stuff-from-ehrs. html.

[21] Murphy, B. (2017, February). A burnout epidemic: 25 notes on

physician burnout in the US, ACS Communications 2019. Retrieved from https://www.beckershospitalreview.com/hospital-management-administration/a-burnout-epidemic-25-notes-on-physician-burnout-in-the-us.html.

[22] Kumar, R. (2018, September 6). *5 Ways to Reduce Physician Burnout Caused by EHRs*. Retrieved from https://www. software advice.com / resources/reduce-physician-burnout /.

[23] Devitt, M. (2019, January 16). *Study: EHRs Contribute to Family Physician Stress, Burnout*. Retrieved from https://www.aafp.org/news/ practice-professional-issues/20190 116ehrstudy.html.

[24] *Electronic Health Records & Physician Burnout: Reversing a Dangerous Trend*. (2017, November 14). Retrieved from http://www. metacaresolutions.com/2017/11/electronic-health-records-physician-burnout-reversing-dangerous-trend /.

[25] Hasan, H., & Kuzmanovich, D. (2018, May 16). *The Solution to Physician Burnout? EHR Optimization*. Retrieved from https://www. advisory .com/ research/medical-group-strategy-council/ practice-notes/2018/05/physician-burnout .

[26] Henry, T.A. (2019, February 22). *Everybody Has Responsibilities for Fixing EHRs*. Retrieved from https://www.ama-assn .org/practice-m-anagement/ digital/everybody-has-responsibilitiesfixing-ehrs .

[27] Landi, H. (2019, April 16). *First-Year Doctors Spend 3 Times More Hours on EHRs Than Patient Care*. Retrieved from https:// www.fie-rcehealthcare.com/tech/first-year-doctors-spend-three-times-more-hours-ehrs-than-patient-care.

[28] *Mayo Study Links EHRs with Physician Burnout*. (2016, June 28). Retrieved from https://www.beckershospitalreview.com/ healthcare-information-technology/mayo-study-links-ehrs-with-physician-burnout.html.

[29] Monica, K. *EHR Usability, Workflow Strategies for Reducing Physician*

Burnout. Retrieved from https://ehrintelligence.com/features/ehr-usability-workflow-strategies-for-reducing-physician-burnout.

[30] Runge, M.S. (2018, January 5). *Opinion: It's Time to Treat Physician Burnout's Root Causes*. Retrieved from https://labblog. uofmhealth. org/industry-dx/opinion-its-time-to-treat-physician-burnouts-root-causes.

[31] Siwicki, B. (2019, January 29). *Can EHRs' Contributions to Physician Burnout Be Cured? Mixing Up Training Can Help*. Retrieved from https://www.healthcareitnews.com/news/canehrs'–contributions-physician-burnout-be-cured-mixing-training-can-help.

[32] Strongwater, S. (2017, July 12). *Physicians Are Facing an EMR Burnout Crisis*. Retrieved from https://catalyst.nejm.org/videos/ph-ysicians-facing-crisis-emr-burnout/ .

[33] Wachter, R., & Goldsmith, J. (2018, March 30). *To Combat Physician Burnout and Improve Care, Fix the Electronic Health Record*. Retrieved from https://hbr.org /2018 /03/to-combat-physician-burnout-and-improve-care-fix-the-electronic-health-record.

第 9 章　培养弹性和毅力

Bruce Flareau　著　　林隆钢　译

　　在一个组织中弹性和毅力的建立，需要行政领导的支持，需要资源，同时还需要这个系统愿意真正改变文化。这项工作包括帮助个人发展、改造工作环境、使个人更容易行医、更有意义地投入工作，以及在工作中得到成就感。泰特·沙纳菲特（Tait Shanafelt）博士对这项工作做出了杰出的贡献，他揭示了，工作倦怠从根本上说不是一个由个人局限性引发的个人问题，而是一个系统层面的问题，其根源是工作过度以及资源和支持不足 [1, 2]。

　　祖宾·达曼尼亚（Zubin Damania）博士等认为，工作倦怠是一种精神伤害，是临床医生不得不犯下或目睹违反他们道德信仰系统的行为而导致的结果。环境所产生的东西和个人对它的反应之间的这种联系导致了我们所看到的工作倦怠。此外，越来越多的数据表明，个体的弹性能发挥作用，它使人们在寻求解决方案的同时更好地适应和忍受问题。每个人都需要在自己的生活中拥有目标感，在工作中也是如此，工作倦怠与每个人都隐隐相关，所以所有人都应该参与到卫生系统的决策中，来决定在哪些方面进行投资以帮助全国的医疗保健机构摆脱这一痼疾。

系统层面举措

　　正如前文所述，系统正日益感受到追求效率、为患者和社区提供更大价值、持续成长、生存和完成组织使命的压力。合并和收购在医疗保健行业是司空见惯的，随着每一个阶段的增长，为了更好吸引地方医生可能会带来更大的负担。无论涉及地区合并还是多州系统，这种挑战都是真实存在且又复杂的。由于规模不断扩大的本质，在任何给定的系统中，相对于医生的总劳动力而言，做决策的人越来越少。因此，创造一个让每个人都发声的、每个医生都参与制订解决方案的环境，是一项复杂而艰巨的任务。然而，为了提高弹性和毅力，系统和医生可以做一些关键的事情，由此不仅可以缓解这种压力，而且可以蓬勃发展。

首先也是最重要的是让医生更容易在他们所选择的医学专业领域行医。这可能涉及雇佣抄写员、高级的医护人员和简化工作流程，当然，还要考虑如何使电子病历更加便于使用。几乎在每一项已发表的调查中，电子病历的负担都是最重要的一个挑战，它带来了医生对工作流程的不满。让医生参与重新设计工作流程并省去信息学领域的非增值步骤是一种劳动密集型的工作，但这对减轻医生的负担是必要的。系统能够而且应该提高对技术供应商的期望，使新的和现有的技术考虑到医生的工作流程。电子医疗记录安装之后，我们经常会听到医生对点击率和冗余工作流操作的抱怨。这些问题带来的累积效应已经造成了损失。对任何系统来说，从这一点开始着手解决问题都是一个好的开端。

其次是需要建立一种组织文化，这种文化期望甚至要求医生参与建立他们自己的临床标准、表现和实践期望。所有这些都有助于医生重新并进一步感受到工作的意义和目的。这种文化工作对长期的可持续性是至关重要的，而那些实现这一转变的系统将在未来几年获得可持续的回报。

医生幻想破灭和医生参与

医生通常被看作是具有帮助他人使命的个体。从历史上看，他们凭借独立的思维、天生的智商和强大的自我经受住了严酷的训练，这才被选入了医学院和成为住院医生。培训过程强化了他们这些特性，从而造就了自信、意志坚强、能下决心的医护人员。虽然近年来这种情况有所改变，但目前的医护人员仍然保持着较强的独立性和独断思想，因为这曾经是确保成功的必要因素。但如今我们要求这些训练有素、意志坚强的个体在团队中发挥作用，成为优秀的队友。这种文化观念的转变在医疗行业中也并不是什么新鲜事。医学院一直在研究情商因素，认为不能只把智商作为入学标准。学校有以小组为基础的学习社区，以培养团队意识。然而，是否与团队合作以及是否与患者合作，最终的决定无论是好是坏，都取决于医生。因此，许多医生感到这一责任的负担，而且对他们来说，这种负担是沉重的。改变长期存在且根深蒂固的个性属性，再加上这种强烈的责任感，使得医生更难实现这种转变。

然而，消费主义的推动下医疗行业的快速转变、对质量和安全的需求的不断上升，以及支付者、雇主和个人的医疗保健成本，使得医生需要进行转变。这些外部影响是医生个体所无法企及的，其中对一些人来说，这使他们的幻想破灭。他们可能会怀念"过去的美好时光"，也可能会抵制这些改变，从而越来越远离主流医学。2019 年，医生中的受雇比例超过了 50%，雇佣医生人数超过独立执业医生人数。大势已定，尽管有些人可能会抗拒，但改变仍在继续。我们并不是提倡抵制改变，而是要提高人们对医生心态的认识，我们要意识到有些医生觉得他们正在逐渐失去对医学实践的掌控。以团队为基础的护理让人感到陌生，方案化的医疗就像是"食谱"般机械定量，针对每个患者制订的个性化护理只好为其让步。

要帮助这些医护人员接受改变，需要帮助他们看到这种新的护理服务系统的优点，让他们参与到未来的设计中来，当然也要认识到正在发生在他们周围和他们身上的变化的本质。帮助他们理解"为什么"，从而培养一些人的洞察力，为他们指明前进的道路。

为了帮助读者更好地理解为什么临床标准化和护理路径可能会导致个人幻灭感，我们应该深度了解一下医生的心态。我们建议采取一些步骤，以帮助医生实现改变，并提高他们的弹性。

我们需要认识到，在医疗保健领域所做的大多数事情都不是循证的。更具体地说，我们很少使用强有力的科学来明确指导医生做出护理决定。在临床研究领域，这种方法被称为双盲、安慰剂 – 对照随机研究或加权Meta 分析，它们为如何护理提供了明确答案。但是，由于我们没法完美地了解每一种病情，许多的护理方案仍然具有不确定性，一些读者可能会对此感到震惊，但事实就是如此。显然，医学证据在不断增多，明确的护理方案也在不断涌现，但医生们很快会意识到，超过 80% 的护理包含或牵涉到基于共识的护理、推断数据的片段，以及数千项相互矛盾的研究。

因此，要求医生始终如一地按照一个标准进行治疗有时对他们来说是一种侮辱、贬低，甚至是荒谬的，因为对医生而言，他们所做的很多事情都没有唯一答案可言，因此很难将其形成方案。当编辑系统时未能认识到护理的这一方面，并在没有广泛的执业医生参与的情况下要求制订临床标准，它们可能会在无意中促成了医生的自我实现的幻灭周期。医生们在理智上越排斥这些标准，就越显得离群，有时也会越变得孤立。注意到这一点，我们就能瞥见系统地解决这一问题所需的必要步骤。

不过，在护理标准方面还是有好消息的。某个非常成功的医疗系统发出通知，他通过与他们的执业医生协作确定了医生的期望，即医生不仅要按照自己制订的临床标准执业，而且同时也要求他们这些标准不应该和其他基于特定情况的护理标准相同，这些标准需要有必要的变化。在一些人看来，这种双重信息可能是微妙的，但它也被认为是至关重要的，因为它可作为变革管理的工具确保制订的成功实施，同时，也不断肯定医生的批判性思维能力，从而为他们担任的角色灌输了职业意义和目标感。

接下来的建议与让执业医生参与建立地方问责制的想法有重叠之处，即需要让他们同样参与建立问责能力绩效指标。爱德华·戴明（Edward Deming）、约瑟夫·朱兰（Joseph Juran）和其他质量改善前辈的经典教导告诉我们，要想有进步，我们需要做测量。因此，许多工作指标被用来衡量医生的表现，包括生产力、有效性和质量。结果，成千上万个显示临床表现的仪表板产生了，许多是基于对临床证据不完美的期望，因为这是这个行业的现状。让医生参与制订对他们来说有意义的指标，并让他们相互负责，这将创造双赢、提升参与感，并有助于提高他们的依从性和弹性。让医生决定他们自己的命运，从中我们能获得三倍的回报。我们相信这样会使这个系统、患者和医生都能从中获益。

为了开始向有意义的参与转变，开始发展和展示这种不断进化的护理递送模式的许多优点是很有帮助的，包括基于团队的护理和绩效问责制——这都是为了帮助医生重新获得生活的控制感，并强调他们工作的目的和意义。再次强调，这篇文章的目的是为了使读者对医生的需要更加敏感。举一些特殊的团队护理的例子，例如，它有着承担长时间工作的能力，因为某些任务可以由其他人完成，同时保留或甚至可能改善患者的护理经验或结果。有弹性的医生开始把团队视为改善他们自己的日常工作和护理服务能力的倡导者，而不是花费精力边缘化团队的其他成员。其他的例子可能包括传达遵守临床标准是如何防止医疗事故的——即使患者经历了不良事件。

因此，医疗体系要意识到这些挑战并采取系统方法来改善它们，这将会有很长的一段路要走，以消除相互指责的现状，并开始创造一种可持续的医疗服务文化，来解决我们的医生在工作场所面临的挑战。要想成功，就需要让人们意识到，在满足所有不同机构的要求的同时，开展医疗工作是困难和复杂的。有了这种意识，下一阶段的发展就是邀请医生进入对话，并创造一个环境，在这个环境中，医生的意见是重要的，并且需要他们知道并感觉到这一点。不要低估这句话的最后一部分，医生们必须感觉到自己的声音很重要，这种情感联系至关重要。某些系统可能有意让医生参与影响他们行医能力的决定，但实际的影响可能完全不同。一个医疗组织是否知道他的医护人员是如何看待他们在这个过程中的声音的？如果不知道，建议可以对此作出尝试。我们认为，真正使医生参与进来，让他们的声音被听到，可以让系统和患者获利，同时也让医生收获目的感和幸福感。

有个备受推崇的卫生系统让其董事会通过了一项决议，该决议实质上说，如果没有执业医生的参与，他们不会做出影响医生工作流程的决定。这项决议使人振聋发聩。在经过测试和验证之前，它并没有获得所需的支持。一种技术解决方案，特别是内窥镜文件系统，在医生很少或根本没有参与的情况下投入使用。一旦被发现，这个方案就应该被停止，让医生开始参与，然后一个不同的、更昂贵的解决方案占了上风，医生承诺这个解决方案将为他们提供更好的治疗。医生们愿意跟踪这种护理，同时对异常值采取行动，以提供更好的预后结果。有了这一承诺，系统按照医生的建议继续前进。卫生系统听从了医生们的意见，这让医生们感到震惊和惊讶。接下来护理工作得到了改善，这使他们的使命感如火箭般飙升，这是经过一种标准化的手段测量而得出的结论。他们看到并感受到了这种变化，这让他们的医疗文化变得完全不同。这为医疗组织定下了基调，并以一种更加一致和富有成效的方式改变了他们的文化。诸如此类的案例研究表明，这种接触方式在对抗幻灭方面是有效的。

外部检验

　　值得注意的是，截至目前，我们的建议涉及消除障碍和创造更大的意义和目的感。它们没有提到如薪酬、头衔或其他奖励和认可带来的外部利益。当前的看法聚焦在弹性上，包括如何增加弹性、如何减损弹性的创造和维持弹性 [3, 5]。由于它与外部因素有关，我们也知道，消除障碍以实践伟大的医学比为头衔和金钱而努力更有意义 [4]。Tom Lee 博士和 Deirdre Mylod 博士在 2019 年 2 月 4 日发表于《美国医学会杂志》的文章《解构倦怠，定义积极的前进道路》（*Deconstructing burnout to define a posi- tive path forward*）中对此进行了详细阐述。他们讨论照顾患者的角色所固有的报酬和压力。他们进一步定义了内在因素与那些从他们的工作或其他环境中添加的因素。他们用这个模型来强调简易化医生一天或一周内的医疗实践行为的重要性。

　　许多医生觉得他们就像是在仓鼠转轮里奔跑的仓鼠。车轮从未前进，但它的速度却越来越快。

	奖励	压力 / 忧虑
环境因素（系统 / 组织）	• 收入 • 福利 • 声望 • 表彰 • 包容性 • 归属感	• 烦琐的流程 • 随时待命 • 生产力 • 电子病历 • 日程安排 • 信息超载
内在因素（个人 / 核心）	• 意义感和目标感 • 感到被包容 • 肯定和赞赏 • 社会环境 • 与自身的核心重建联系	• 终极责任感 • 孤独 • 见证痛苦 • 追求卓越 • 复杂

改编自 *JAMA* 2019 Feb. "Deconstructing Burnout to Define a Positive Path Forward," Tom Lee, MD, Deirdre Mylod, PhD, Copyright Press Ganey.

有趣的是，处于收费服务环境中的初级保健医生特别容易产生这种速度感和失控感。系统要求生产力指标，相对价值单位（relative value unit，RVU）补偿模型，限制资源开销，用政府和其他质量指标对医生施加压力，而受它们所影响的医生和患者往往认为这些指标是武断的。与之相反，那些已经完成纳税并成功过渡的医生，在这个有限的面板限制下，有时会通过放慢节奏度日，以此重新获得一种控制感。系统需要协助医生进行这种转变，而不是让医生尝试在两种金融模式下工作。因此，这种"脚踏两只船"的模式会带来挑战，而推动转型将有助于发展弹性。

除了这些操作流程和文化领域，系统可以帮助创建医生社群。一些系统已经发放了用于晚餐的资金，允许医生在工作时间后重新联系，并建立社会团体。这种"部落式"的行为有助于信息共享，建立社会支持结构，增强归属感和整体幸福感。最后，系统需要建立一种文化，在这种文化中，所有的操作决策在实施之前都要经过审查，以确定其对医生工作流程的影响。

针对个体的方案

正如上面所讨论的，对临床工作人员的核心属性进行投资已被证明可以提高弹性和患者护理质量和安全性。这些项目在深度和引导人经验上面并不相同。理想的项目是由一个有经验的引导人，采取一组或一对一的设置，来帮助临床医生全面了解他们的生活、制订一个生活计划、帮助他们重新了解自己的核心、投资自己的快乐和幸福，并为自己找到解决方案。这项工作通常从关注医生自身的健康和福祉开始。忽视他们的健康会造成一个恶性循环，其中包括糟糕的饮食、没有日常锻炼，以及他们的行为与他们对患者的自我保健的建议大相径庭。个人生活发展项目通常会聘请一位高级教练。对于一群受到横向激励的员工，雇主在这方面对员工进行投资的愿意，可能会获得之前还尚未确定的忠诚。当然，人事变动是昂贵的，而降低这一成本的尝试，如教练指导和个人发展规划，已被证明得到了投资回报。因此，团体训练、个人训练、个人发展计划，以及支持这种工作的文化，对于任何想要提高弹性、消除工作倦怠、创造重要的工作环境以降低错误、为患者提供更好的护理的系统来说，都是促成目标的重要因素。

这类工作的另一个理由是基于这样一个基本信念：接受任何挑战的能力，取决于一个人的生活有一个坚实的基础。因此，按照这种思维方式，弹性并不局限于工作环境，而是一个人生活各个方面的能力积累。我们相信，一个人与自己的"核心"感联系得越紧密，他就越能适应和克服挑战。虽然有很多模型在观察一个人的生活，但他们都有几个共同的方面。个人的职业发展和财务状况只是其中一个影响因素。家庭、伴侣、精神、休闲、娱乐、个人健康都是影响因素。当一个人重新与他们的核心联系起来，并在这些不同的生活组成部分建立力量的基础时，他们就能更好地应对挑战。

总之，培养弹性和毅力不是一个单一的线性过程。相反，它需要消除提供优质护理的障碍、创造表彰的文化、在工作场所重新建立自豪感和目标感、帮助个人重新找回自己的核心，以及建立适合自己的生活计划。这项工作从医学院开始，从研究生教育开始，并且应该将它们带入医疗实践中。电子病历供应商和监管机构都应该与医生合作，创造一个具有更大互操作性的可用系统。卫生系统应该在领导能力方面进行投资，以推动这些项目并塑造相关的文化。需要采用一种系统方法，让执业医生参与方案制订，去改善他们的工作流程和优化护理。总之，这些举措将推动文化和工作场所发生良好转变，使医生和其他医护人员更健康、更快乐、更有弹性，从而实现更安全和更高质量的护理[6]。

参考文献

[1] West, C.P, Dyrbye, L.N., Erwin, P.J., & Shanafelt, T.D. (2016, September 28). Interventions to prevent and reduce physician burnout: A systematic review and meta-analysis. *Lancet*, *388*.

[2] Tait, Shanafelt, Goh, Joel, & Sinsky, Christine. (2017, September 25). The business case for investing in physician well-being. *JAMA*.

[3] Thomas, Lee, & Mylod, Deirdre. (2019, February 4). Deconstructing burnout to define a positive path forward. *JAMA*, *179*(3), 429–430.

[4] Jha, Ashish, Iliff, A.R., & Chaoui, A.A. A crisis in health care: A call to action on physician burnout. *White Paper*.

[5] MylodDeirdre. (2017, October 12). One way to prevent physician burnout. *Harvard Business Review*. Retrieved from https://hb r.org/2017/10/one-way-to-prevent-physician-burnout .

[6] Dyrbye, L.N., Shanafelt, T.D., & Sinsky, C.A., et al. (2017, July 5). Burnout among healthcare providers: A call to explore and address this underrecognized threat to safe, high-quality care. *National Academy of Medicine*. Discussion Paper, pp. 1–11.

第 10 章　多实践领域的护士工作倦怠：对医生工作倦怠的影响和相关性

Kathleen Ferket　著　　　刘梅洁　译

　　我们准备确定导致护理倦怠的因素，以及它们是否或如何与医生倦怠相对应的。如前所述，医生工作倦怠是一种受多种因素影响的日益严重的流行病。同样，护理倦怠也同样严重地影响医疗保健。就像医生一样，攻读护理学位的人也非常聪明，且具有很强的行动力，公众通常认为他（她）们足够坚强且有毅力，足以承受培训和未来人们的高期望。我们在本章将比较不同护理角色的倦怠影响，包括床边的急诊护理护士、高级实践提供者（advanced practice provider，APP）和首席护理执行官，并且将讨论在当今的实践环境中导致护理和医生倦怠的共同点 [1]。

床边护士

　　急症护理医院的床边护士处于医疗保健的第一线。尽管实践环境各不相同，其中包括急诊科、内科手术室、行为健康科、重症监护室或手术区，但每种环境都会带来它们独特的临床挑战。与过去几年相比，医院里的患者病情更加严重。临床工作人员和管理人员对临床结果的管理非常重视，包括患者安全、质量、患者体验、患者住院时间和护理效率。因为日新月异的技术、设备警报和赋予消费者特定治疗期望，这些因素合力导致了环境的高压。平衡和管理这种高科技、高接触环境的日常压

力和期望，是保持个人适应力（resilience）和在当今医疗保健中生存的
不可或缺的一部分。

教育和入职培训

护理是一个非常受欢迎的职业，它所吸引到的人往往是聪明、富有
爱心、有动力，且立志"有所作为"的。为患者带来积极改变的承诺是
护士新人的共同而深远的使命。社会对护士的需求很高，但由于师资短
缺、护士学校的招生人数已满等原因，许多有前途的学生被拒之门外。
护理人员短缺的问题已经存在了几十年，这与较低的学术工资结构有关。
护理课程很复杂，其中的教学和临床轮换都需要满足严格的认证标准。
全球范围内都存在护士短缺的现象，而工作压力、不满、缺乏同伴支持
和有限的专业机会仍然会导致护理人员流失[10]。

与医学生和住院医生不同，实习护士在临床轮换中的暴露受到附近
的老师"保护"，如就近指导、低患者分配，以及单位护士对患者负有整
体责任的理解。如果分配给患者的护理指导员或护士长没有作出坏榜样，
那实习护士与患者、家属、医生或其他临床医生发生冲突的可能性要小
得多。"保护"在护理轮转培养中很常见，但实际上对新护士并没有什么
帮助。当新人首次出现困难，并且遇上了关键性谈话，如指责、欺负、
贬低，或者是以上所有情况，护士可能会退缩、哭泣，并自己内化失败
的感觉。介绍有效应对的沟通技巧，并在模拟环境中开展清晰但困难的
对话将证明对新护士非常有用。

许多组织提供护士住院医生计划和训练有素的导师规划，用来创造
积极的临床学习环境和进入实践的机会。遗憾的是，并不是所有的组织
都支持这种基于证据的方法，主要是由于成本限制。住院护士培训项目
在 20 世纪 80 年代就已经诞生了，但它需要行政和财政的支持才能得以

采用和维持。培养一名新毕业生是一项巨大的责任，并且通常是无偿的。随着模拟培训的扩大和临床轮转的限制，一名刚毕业的护士有望在急诊护理环境中获得额外的"在职"经验，并由一名导师在她职业早期阶段为她提供指导。在医院或诊所确保一名合格的导师对留住刚毕业的护士十分重要。

人员配置

急诊护理的人员配置已经主要转向 12 小时轮班模式。这有助于提高护士满意度，特别是那些希望有额外休息时间的全职员工。然而，12 小时的轮班时间表有额外的含义，尤其是当涉及护理的连续性和患者安全时。连续 12 小时轮班（36～40 小时）为护士提供了额外的休息时间，但会使护士身心疲惫。12 小时轮班制为护士在下一次工作中额外轮班提供了灵活性，但加剧了疲劳和压力。如果轮班制度被考虑在内，会给护士增加额外的压力，所有这些都会导致工作倦怠。

各组织都制定了与特定时间范围内的工作小时数相关的政策。但是，政策的合规性和监管可能会变化和疏忽，这也许是部门级别和应用不一致导致的。高人口普查、高灵敏度或人员短缺可能会导致人员需求被修改或被忽略。如果护士拒绝加班，就会加剧他们的痛苦，尤其是涉及患者安全问题时，或者他们会因同事或主管没有接班而感到内疚。

轮班时间越长，出现护士工作倦怠结果的可能性就越大，从而进一步导致倦怠。当护士轮班工作 13 小时或以上的比例较高时，患者对他们的护理不太满意，但当护士工作 11 小时或以下的比例较高时，患者的满意度较高[12]。

文化与环境

积极的组织文化会影响成功入职，并有助于留住护士和减少人员流动。磁性医院为结构赋权、共享治理和展示积极成果以留住护士提供了框架。许多新护士会申请获得磁性资格的医院。然而，Magnet 计划对于新组织和更新组织而言都是一项重大的财务投资。磁铁程序与改善的患者结果、护士满意度和人员配备呈正相关。尽管强有力的研究支持Magnet 和护士住院医生计划，但这些计划在当前以财务为导向的医疗保健环境中，是昂贵且难以维持的。

横向暴力（欺凌）

"护士会欺负新人"（nurses eat their young）这句话已经流行了很长时间。有经验的护士可能为难新护士、医学生和实习生。尽管人们对横向暴力和公正文化进行了研究并试图制止，但组织中仍然存在欺凌行为。在某些情况下，护士欺凌是在高风险环境中沟通和应对技巧无效的结果。

医生、警察和教师之中也会出现横向暴力。现在仍然有一些有经验的护士认为，如果他们对新护士严苛，将有助于他们成为更有能力和更强大的护士。这种培训策略的问题在于它回避了能力来自信心的理论 [9]。必须在整个组织内实施对任何方式的横向暴力的零容忍政策，以及采取有关专业和尊重沟通的教育。与现实生活中的情况一样，担心因报告此类行为而遭到报复可能会阻止护士寻求组织救助，而这可能会助长暴力的循环。

护理的组织成本

护士是急诊护理环境中最大的劳动力，对患者安全、药物输送、识别和响应患者状态变化、支持处于危机中的家庭每时每刻都负有责任，但作为专业人士，他们的贡献并没有为医院带来直接收入。这种情况出现的主要原因是护理人员通常是预算规划和减少劳动力计划中的主要目标。除了案例管理人，一般来说，大多数护士对医院如何获得报酬的了解有限。

虽然医生在他们的实践中接受了支付 / 报销、编码和计费方面的教育，但他们对医院的支付系统也缺乏了解。

作为一个职业，多年来人们一直在努力量化护理的价值，特别在它与财务管理的收入周期有关时。在 2019 年，护理费用仍然被计入患者账单上的食宿项目。

这与许多其他因素一起导致护士缺乏自主、权力丧失加重，在某些情况下，他们还缺乏其他学科的尊重。自主性缺乏和权力丧失是导致工作倦怠的重要因素[11]。韦伯斯特（Merriam Webster）将幻灭定义为幻灭状态：在期望或希望中不满意或被击败的状态[7]。埃德尔维奇（Edelwich）和布罗茨基（Brodsky）将助人职业中的工作倦怠描述为一个日益幻灭的过程，即"由于工作条件，从事帮扶职业的人们逐渐丧失理想、精力和目标"[9]。

目前，护理教育者必须在课程中纳入对医院收入周期的基本理解。没有哪个职业像护理职业那样毫无准备地了解他们的产品 / 技能如何为他们的服务创造收入。

总结

新护士在过渡到实践过程中可能会经历文化冲击，这主要是因为他们对床旁实践的现实、节奏、期望和要求准备不足。护理计划是否会掩盖新护士在进入临床实践时可能遇到的挑战，从而导致护理倦怠？现在有机会讨论关于护士在医院环境中真实工作的实际期望。

床旁终身护士要么离开，要么适应急诊护理环境。床旁护士的适应（resilience）能力包括与家人和朋友保持牢固的联系、培养自我积极的看法、进行自我保健活动、采取行动朝着目标前进，以及避免将危机视为无法克服的问题并接受这种变化 [4]。

2018 年，记录在册的床旁护士离职率增长至 17.2%，并将在 2015年达到过去 10 年的最高水平。根据调查，床边护士的平均离职成本为52 100 美元，范围为 40 300~64 000 美元，导致医院平均损失 440 万~690 万美元。护士离职的每一个百分比变化都将花费 / 节省普通医院额外的 328 400 美元。超过 20%（22.9%）的刚注册的床旁护士在一年内离职。第一年离职所占比例超过所有护士离职的 1/4（27.7%）[8]。

当前，医疗保健系统正在发生巨大的变化。专注于提高所有床旁护士的适应能力（resilience）和改善有效沟通的策略非常重要，这可以防止人员流动，以及防止有才华的临床医生离开该行业。

积极投资入职并承诺支持新老护士的持续成长和适应能力（resilience），将对临床医生的福祉、患者质量和护理产生积极影响（表 10-1）。

高级实践提供者

概述

高级执业提供者类别包括两个专业角色，即高级实践护士（advanced practice registered nurse，APRN）和医生助理（physician assistant，PA）。本次讨论的主要焦点集中在 APRN，但是类似的潜在因素对医生助理来说一样会导致的工作倦怠。

高级实践护士包括职业护士、临床护理专家、麻醉护士和助产护士，

表 10-1 描述了护理倦怠的潜在驱动因素，确定了与医生倦怠的相关性，
并列出了尽量减少倦怠的考虑因素

影响因素	与医生的相关性	建议 / 讨论
人员配备不足	有	护士管理委员会，领导支持参加
休息不足或中断	有	团队 / 领导支持休息；休息 / 午餐的室外花园通道
横向暴力（欺凌）	有	公正的文化框架、职业关系、沟通、坚持零容忍政策、文化能力、弹性筛选
道德苦恼，共情疲劳	有	Schwartz Rounds 项目，重大事件后的汇报会议，认知二次伤害，弹性筛选
创伤后应激障碍	有	重大事件后的汇报、支持小组、冥想、锻炼、弹性筛选
与电子病历的关联性	有	信息学委员会代表，充足的计算机设备，识别人物的登录技术，支持建议的信息技术
错误的方向	多变的	正式导师计划，住院护士培训项目
不良氛围	有	护理健康委员会
轮班，过度加班	有	关于连续轮班、安全教育的员工政策

他们都在未来医疗保健中起着举足轻重的作用。高级实践护士通常是初级保健提供者，处于向公众提供预防保健服务的最前沿[8]。高级实践护士可以诊断疾病、制订和管理治疗计划、开药，并可以作为患者的主要保健提供者。作为高级实践护士的要求包括硕士学位和特定专业的临床学时。美国各地都在进行高级实践提供者的独立实践机会。

医生助理是诊断疾病、制订和管理治疗计划、开药的医疗专业人员，通常是患者的主要医疗保健提供者。作为医生助理的要求有：完成过一个 2 年以上的项目，大约 2000 个临床工作实践，并获得硕士学位。医生

助理的实践范围在不断扩大，但与医生合作实践的要求因州而异。

所有的高级实践提供者必须获得认证，保持单独的许可，并完成所有要求的继续教育学分，这些要求基于各自州的规则和条例。所有的高级实践护士和医生助理项目均始于 20 世纪 60 年代中期，以应对医生短缺，特别是在医疗资源不足的人口和地区。

加剧高级实践提供者倦怠的启示

让医护人员接受高级实践提供者是一条漫长而艰难的道路，在某些情况下，通往高级实践者许可顶端的旅程仍然是一个挑战。作为高级实践提供者角色的"早期采用者"的组织和医生认识到他们在支持和提供病患照护方面的重要性，并帮助和支持他们。但现实的可悲在于，仍然有医生看不到他们的价值，这种确认偏差可能永远无法解决。很多医生感觉地位受到了高级实践提供者的威胁，这是不幸的，因为他们提供了基于团队的护理模式的合作机会。

尽管高级实践者的角色由来已久，但大众对它的理解仍然不足。特别是，高级实践护士的作用是有机增长的，特别是在急诊治疗方面的设置，因为组织设计的角色是为了满足护理中的特定差距。这导致高级实践护士的实践变化，并没有充分发挥他们的实践潜力。

角色模糊是高级实践提供者中长期存在的一个问题，而医生不存在这个问题。尽管研究和数据支持高级实践提供者对临床结果的积极影响，如患者满意度、安全性、成本效益和获得护理的机会，但关于高级实践者角色和专业性的论证仍在继续。高级实践护士和医生助理都同意高级实践提供者的分类，但"中级提供者"和"医生扩展者"等术语仍在使用，尽管他们已经过时，但这些术语仍削弱了当今受过良好教育和培训的高级实践提供者的专业度。

对所有高级实践提供者来说，在获得许可证后实践是一个持续的机会（practicing at top of license）。医疗保健实体组织正在努力证明高级实践提供者的成本和使用是合理的。医务人员执行委员会已经扩大到包括高级实践提供者代表，但他们通常没有投票权。医院的医护人员对高级实践提供者的认证还在继续推进。在许多地区，这种认证过程也需要一位高级实践提供者参与，以改进同行评审和认证的流程。

雇佣

就业状况进一步加剧了关于高级实践提供者的混乱。高级实践提供者可以被实体诊所雇佣，也可以被医院雇佣。通常没有办法区分这两种雇佣状况，这可能会在实践设置中使其他临床医生感到困惑。高级实践提供者需要一种规则使他们的实践范围相一致，同时避免任何需要强化这种信息的防御性宣传。合同谈判是确保雇佣出现矛盾时充分赔偿的重要组成部分。对于刚进入执业的高级实践提供者来说，没有充足的福利和带薪休假的合同可能会导致其不满，造成额外的压力和职业倦怠。

首席护理执行官对其组织中的护理工作负有责任，同时需要对其进行监督，监督的对象通常包括高级实践护士。CMO 或其他医生通常有双重报告机制。至关重要的是，APRN 确保首席护理执行官在所有许可证和执业范围方面都是在期限内的。首席护理执行官作为高级实践提供者参与医院认证以及首席医疗官认证是最佳实践。首席护理执行官应该了解 APRN 级别的许可能力，这样他们就可以成为最有效的、使用专业人员的倡导者。

高级实践提供者入职培训

床旁护士转变为高级实践提供者是一种趋势，这与急诊护理工作量的需求，以及提高自主权的需求有关。从护士到 APRN 的转变是有压力的，这与外人期望和自身责任的增加有关。提供导师服务和结构化的入职培训是满足和留住高级实践提供者的关键。许多组织正在建立高级实践管理者的管理结构，包括认证、面试和入职培训。如果高级实践提供者是由一家诊疗机构签订的，那入职可能是为个别医生或诊所量身定做的。和新护士一样，一个新高级实践提供者如果有一个正式的定位和一个指导导师，将会使其更愿意留在该组织。

高级实践提供者总结

不管他们的实践环节和就业情况如何，专业间的关系和清晰的沟通对高级实践提供者的成功至关重要。由高级实践护士和医生助理代表高级实践提供者领导结构的发展将有助于减少工作倦怠。一些组织已经确定高级实践护士和医生助理机构的领导人代表主要组织委员会并提供意见。高级实践提供者健康组织是一个很好的开始，可以提供机会缓解压力，并提供增强组织弹性的方案。常规弹性评估应该成为年度评估或绩效评估的一部分。

医生、护士、支持团队，以及患者都需要继续接受关于高级实践提供者角色的教育。对年度高级实践提供者开展报道是一个好办法，可以通过此来表彰成就、演讲、介绍出版物，以及分享患者故事。

表 10-2 展示了高级实践提供者工作倦怠的潜在驱动因素，确定了与医生工作倦怠的相关因素，并列出了管理者工作倦怠的潜在考虑因素。

表 10-2 高级实践提供者工作倦怠表格

影响因素	与医生的相关性	建议 / 讨论
高积极性，有爱心的人	有	高级实践提供者参与健康委员会；使用经过验证的评估工具，每两个月进行一次定期监测；将高级实践提供者改为基于绩效的薪酬模式
角色模糊	无	高级实践提供者领导委员会；高级实践提供者年报；关于高级实践提供者结果的沟通
角色期待	有	高级实践提供者结构化入职计划；明确的实践范围
工作量、日程安排、长时间轮班	有	高级实践提供者员工委员会；就业合同教育
患者期望	有	高级实践提供者患者手册；讨论时与患者及其家属平视
电子病历 多次登录 密码复杂 文档过多 应用程序断开	有	信息委员会中的高级实践提供者代表 单一生物识别标志 适合的计算机访问 听写的语音识别
高责任，低控制	有	确保医务人员委员会中有高级实践提供者代表
自主	+/-	雇佣合同或工作描述中概述的实践范围
实践到当前行业的顶端	无	高级实践提供者的组织结构，双重报告，实践的持续监控

首席护理执行官工作倦怠

概述

行政实践中的护理领导者为护理实践制订了战略和愿景，用来提供安全、及时、高效、公平和以患者为中心的护理。在协作和跨专业环境中工作，执行实践中的护士在改善患者护理体验（包括质量和满意度）、改善人群健康和降低人均医疗保健成本方面具有影响力[3]。除了临床知

125

识和操作外，首席护理执行官（chief nursing executive，CNE）还需要广泛的知识基础，包括专业性、领导力、业务、战略、营销和技术。

首席护理执行官的工作倦怠是一种一直存在的风险，它是由众多紧迫的需求和优先事项造成的。首席护理执行官对组织中最多的直接和间接报告负责。如果没有每周7天、全天24小时的护理人员配置，医院就无法运作，而这种责任是一个始终存在的压力源。有其他组织的劳动力进入自己组织的机会、护理人员流失和裁员是导致首席护理执行官工作倦怠的持续挑战。

对临床和监管认证周期的问责是首席护理执行官的一个关键领域。他们要减轻组织风险、遵守联邦和州的法律要求、确保专业人员获得执照，以及还有一些公共责任，如获得最高认证和奖励。由于控制范围广泛，首席护理执行官的职责是在整个组织内实现最佳的临床结果。为了保持最佳的人员配备模式，精明的首席护理执行官需要和财务部门维持良好的工作关系，以从他们那里获得相应的支持。

首席护理执行官的重要职责是确保健康的工作环境并为沟通和协作定下相互尊重的基调。尽管医疗保健行业每天都面临挑战，但整个组织的基本规范必须提倡文明，以及对横向暴力的零容忍。首席护理执行官需要与董事会、最高管理层和医生领导者一起努力，使组织的使命和价值观与文化保持一致并使其成为现实。

首席护理执行官和首席医疗官之间相互尊重、协作的双人关系是确保医生和所有其他临床医生拥有健康工作场所的关键。医疗保健实体一直将继续以医生为中心。首席护理执行官和护理部门必须与CEO和医院董事会的CMO和医护人员具有相同的地位。创造这种文化对于努力建立强大的协作护理文化的CNE来说非常重要。

平均而言，每年发生大约100起医院/系统合并或收购事件[13]。人口健康和基于价值的护理战略的转变的发展，使组织开始关注成本、规模、比例（size，scale）和数量。首席护理执行官必须跟上医疗保健环境的快速变化，并在焦虑的整合时期为领导和员工提供支持。未来的不确定性会一直给首席护理执行官带来压力，因为高管级别的裁员经常随着组织合并而发生。

首席护理执行官总结

护士长的职责范围很广。组织平均每三到五年就更换首席护理执行官角色，还需要首席护理执行官报告无法有效管理越来越多有争议的优先事项。与此同时，有经验的首席护理执行官正在减少 [8]。新的首席护理执行官可能会带来领导层变动，这反过来又会导致员工流失和不满，尤其是在实施人员裁减的情况下。这种变动也为加剧工作倦怠留下祸根。

作为专业精神和实践的榜样，首席护理执行官必须展示促进健康工作与生活平衡的能力。然而，首席护理执行官如何管理这个角色的压力、期望和巨大的责任，而不会让他们自己经历工作倦怠呢（表 10-3）？

总结

工作倦怠的定义表明它始于压力，压力是个人的期望和理想与日常职业生活的残酷现实之间的差异造成的。它包括了消极态度的发展并且经常发生在积极性很高的个体中 [10]。投身医疗保健的个体都有很强的使命感和积极性 [11]。

在过去的 20 年中，医疗保健已经向商业模式转变，这在很大程度上受到了与教育、实践、制药研究和质量改进相关的不断扩大的技术和成本的影响，而这二者又与教育、实践、制药研究和质量改进紧密相关。这种"商业化与使命"的脱节导致临床医生的幻灭。

表 10-3　首席护理执行官工作倦怠的潜在驱动因素，与医生工作倦怠的
相关因素，以及减少工作倦怠的潜在考虑因素

影响因素	与医生的相关性	建议 / 讨论
高积极性，有爱心	有	健康委员会模式
控制范围	无	授权和结构授权
角色高期待	有	物理减压，睡眠，欣赏性探究练习
工作量，40～60 小时以上 / 周	有	时间管理，出国度假，确保休息时间不间断
多个利益相关方	有	专业间的合作和关系
高责任，低控制	有	领导能力，影响力，对医护人员的尊重以及董事会
自主	有	授权决策，领导属性
临床结果	有	参与目标设定，数据完整性
道德困境	有	Schwartz Rounds 项目，与同行、专业组织建立联系

但是，医疗保健商业化不会改变。它占美国国民生产总值的近 20%。那么，我们该如何弥合医疗保健商业化和其固有使命之间的差异？

越来越多的科学证据表明，弹性是整体健康和福祉的重要组成部分，通过有意识的认知或行为努力，可以提高弹性水平[4]。其他证据表明，弹性在医疗保健专业人员的工作倦怠中起着中介作用。

美国医院协会提出了增强组织幸福感的七步方案，这可能有助于对抗临床医生的工作倦怠。此外，还有在所有实践层面上防止工作倦怠的方法，包括充足的睡眠、失偿活动和道德弹性的发展。

承受压力的能力随着睡眠时间和质量的增加而提高，从而带来更好的表现。当领导者观察到员工的消极行为或应对能力下降时，通常睡眠不足可能是问题所在[5]。睡前一小时或更长时间远离电子设备和手机有

助于确保良好的睡眠。

在体育活动中减压有助于减轻压力。不幸的是，对于许多专业人士来说，可能会采用酒精或阿片类药物减压，而这会导致其他问题，从而加剧工作倦怠。

欣赏式探究的实践对临床医生有帮助，并可能增强道德弹性。欣赏式探究是关于在人、他们的组织，以及他们周围充满优势、机会丰富的世界中寻找最优秀的项目 [6]。欣赏调查与其说是转变组织变革的方法和模型，不如说是整个变革过程中整体观点的根本转变，"看到"人类系统的完整性并"询问"该系统的优势、可能性和成功的过程。虽然人们总会有问题和需求，但首先关注进展顺利的事情，然后再解决进展不顺利的问题这种范式转变是一个良好的开端。

医生、护士和行政人员为组织设定了文化基调。这种文化会影响每个人，如果一个群体挣扎于高度工作倦怠，它可能会影响所有其他群体。工作倦怠就像一种传染病，因为一个群体可以影响整个组织。必须在整个组织中采用防止工作倦怠的策略，并且每个员工都应该为统一标准提出建议。由于护士是最大的就业群体，因此评估护士的适应力（resilience）和工作倦怠症状至关重要，但同时也应考虑管理和监测所有临床医生的适应力（resilience）因素。

应至少每半年对工作与生活平衡评估以及弹性评估工具（Maslach）进行监测和审查，以用来确定干预时机。组织应该转向在其组织板上报告临床医生的幸福感。幸福感指标可能是进一步改进所有其他措施的动力，并已被纳入四重目标。

对于积极性很高的医生和护士来说，更快、更努力、更长时间地工作并不是一个可持续的解决方案。应该把自己放在第一位，而不是放在最后，这是我们每次乘飞机旅行时都会听到的提示——"先戴上自己的氧气面罩，然后再帮助您旁边的孩子或他人"。作为专业医疗人员，我们必须遵守纪律，将积极的自我保健活动融入日常实践中。

美国医院协会已经确定了促进组织福利的关键步骤，具体如下 [2]。

- 建立幸福基础设施。

- 与团队互动。

- 衡量幸福感。

- 设计干预。

- 实施方案。

- 评估计划影响。

- 创造可持续的文化。

呼吁每个实践层面的医疗保健主管、医生和护士立即行动，参与制定保证劳动力健康和可持续文化的关键步骤。每个医疗保健领导者（医生、护士、APP、CNE 和管理人员）都必须采用能够增强自身适应能力（resilience）的做法，并以这些做法为患者和家人树立榜样 [13]。

参考文献

[1] Anderson, G., Hair, C., & Todero, C. (2012, July-August). Nurse residency programs: An evidence-based review of theory, process, and outcomes. *Journal of Professional Nursing: Official Journal of the American Association of Colleges of Nursing, 28*(4), 203–212.

[2] American hospital association, well being playbook. https://www.aha. org/ system/files/media/file/2019/05/plf-well-being-playbook. pdf.

[3] American organization of nurse leaders: Nurse executive competencies. (2015). https://www.aonl.org/system/files/media/file/2019/06/nec.pdf .

[4] Bernard, N. (2019, February). Resilience and professional joy: A toolkit for nurse leaders. *Nurse Leader, 17*, 43–48.

[5] https://www.apa. org/helpcenter /road-resilience#targetTe xt=Pay%20 attention%20to%20your %20own,with%20situations% 20that%20

require%20resilience.

[6] https://appreciativeinquiry.champlain.edu/learn/appreciative-inquiry-introduction/.

[7] https://www.merriam-webster.com/.

[8] https://www.nursingworld. org/practice-policy/workforce/what-is-nursing/aprn/.

[9] https://sigma.nursingrepository.org /handle/10755/603242 .

[10] 2019 national health care retention & RN staffing report, published by: NSI Nursing Solutions, Inc. www.nsinursingsolutions. com.

[11] Schaufeli, W.B., & Buunk, B.P. (1996). Professional burnout, chapter 15. In: *Handbook of Work and Health Psychology*. John Wiley & Sons Ltd.

[12] Stimpfel, A.W., Sloane, D.M., & Aiken, L.H. (2012, November). The longer the shifts for hospital nurses, the higher the levels of burnout and patient satisfaction. *Health Affairs*, *31*(11), 2501–2509.

[13] https://www.fiercehealthcare.com/hospitals-health-systems/report-what-to-expect-healthcare-m-a-2019.

第 11 章 工作倦怠：所有人的医疗危机

George Mayzell　Bruce Flareau　著　　刘梅洁　译

　　工作倦怠的影响远远超出了个体医生、医疗保健组织和个体患者的层面。这个问题无处不在，它直接或间接地影响着每一位医生、每一位医护人员，以及现在或将来需要医疗保健的每个人。所以它基本上会影响每个人。它被称为公共卫生危机 [1, 2]。

　　如前几章所述，医生并不是唯一经历工作倦怠的人。工作倦怠的护士占比为 30%～70% [3]。

　　在我们看来，有证据表明工作倦怠是一种流行病，会影响每个机构和每个医生诊所的医疗保健服务。鉴于对医疗保健成本、患者安全、患者体验和获得医疗保健的影响，我们都认为它具有巨大的社会影响。根据 *Annals of Internal Medicine* 上发表的研究，有人认为医生工作倦怠每年给美国医疗保健行业造成的损失为 26 亿～63 亿美元。这是基于周转成本、生产力下降和其他与工作倦怠相关的因素 [4]。

　　根据唐·伯威克（Don Berwick）的说法，在医学的第一个时代，"社会将一项大多数学界都没有的特权让给了医学界：判断自己工作质量的权力"。第二个和当前的时代"以奖励、惩罚和绩效薪酬为主导"。这导致了医生的专业自主权和新的问责制时代之间的"规范冲突"。这总结了许多工作倦怠的社会驱动因素 [1]。

第一步是提高认识

解决任何问题的第一步是承认存在问题。虽然医疗机构内部的大多数人都意识到了这个问题，但它还没有被公众广泛认知。不过这种情况正在慢慢改变。迄今为止，感觉工作倦怠的后果主要是通过个体医生或医疗保健组织发生的事情来表达的。在其社会影响成为公众知识之前，政策和合规性以及其他变化将难以实现。

这场危机要求医学社会、政府、美国医学协会（AMA）和医疗保健领导合作

同样重要的一步是需要让医疗机构、政治组织［如美国医学会（American Medical Association，AMA）］、州社团和专业协会都一致并同意解决问题。他们都必须共同发声，以便公众听到一致且易于理解的信息，包括它是如何直接地影响他们的。美国国家医学科学院已经有一个由 60 个组织组成的 Action Collaborative Watch[5]。在 2019 年 3 月 7 日出版的 *JAMA*（《美国医学会杂志》）中，Action Collaborative 表示"有意义的进展"需要国家机构、医疗保健组织、领导人和个体医生的共同努力，因为每个人都要对导致问题的因素负责，并且必须拥有自己的解决方案。解决这个问题需要医疗保健系统各个层面的合作[6]。这个问题需要在国家甚至国际基础上扩展。它不仅限于美国，不过合规性和其他监管限制在这里更加突出。

AMA 等国家组织应该承担另一个重要角色，即与医学界分享缓解工作倦怠的最佳实践方案。没有理由要求每个人都想出一种答案。最佳方案应该形成一定的模式，可以在全国范围内共享。虽然他们汇集了一些宝贵的资源，但仍然有其他方案存在的机会[7]。

国家组织可以帮助我们将工作倦怠、敬业度和本书涵盖的其他现象的通用指标达成一致。只有通过这些普遍认可的指标，我们才能真正比较策略的成功和失败，并最好地评估哪些有效，哪些无效 [8]。

四重目标

几年前，医疗保健改进研究所（Institute of Healthcare Improvement，IHI）的唐·伯威克（Don Berwick）提出了三重目标 [9]。三重目标表明医疗保健应致力于提供改善患者体验、降低单位成本并改善患者和人群健康的护理；可以看出其中的雄心壮志。最近，三重目标已被修改添加了第四个指标，即"医生和医疗工作者的倦怠"。现在这被称为四重目标。当我们专注于这个新议程时，它揭示了关注医疗保健所有这四个方面的重要性。显然，提供系统的情绪和健康是提供世界级医疗保健所必需的关键因素（图 11-1）。

- 患者体验
- 降低成本
- 人群健康
- 护理团队的幸福感

图 11-1　四重目标 [9]

成本上升期

社会面临的最大挑战之一是医疗费用的持续增长超过了国内生产总值的增长。这种持续增长是不可持续的。虽然有很多尝试来控制这些成本，但其中也有很多挑战。倦怠／道德伤害／幻灭的概念使这个问题更加复杂。有证据表明，倦怠的增加会导致医疗费用的增加，也会降低患者的安全。考虑到这一点，一些试图通过更多的行政监督和更多的医疗政策来缓解不断上涨的医疗成本的措施可能只会增加成本。同时，工作倦怠的可能性使得变革变得更加困难。我们相信我们所面临的是一个恶性循环，需要在缓解其他一些问题的同时解决倦怠问题。应尽量减少增加行政负担但对患者护理没有直接价值的政策。管理式医疗实施的许多具有挑战性的政策，包括事先授权、预认证和拒绝付款等，可能会增加对医疗行政方面的挫败感 [9]。

健康政策与合规

特权、证书、许可和专业

在缺乏包括报告和问责在内的国家程序的情况下，目前有困难的提供者在全国范围内流动是常见的。这带来了一个社会挑战，在这个挑战中，公众只能在当地国家数据库允许的范围内保证安全。此外，拥有这种以状态为中心的模型会给供应商本身带来挑战和低效率。

医疗保健认证／特权的困境令人生畏。每个州都有不同的许可规则和规定，每个医院都有自己的认证和特权。在远程医疗和国家医疗保健服务变得越来越重要的时代，仅靠许可认证是不够的。需要集中许可和医院特权的共同申请。为每位医生填写具有相同信息的表格需要花费多少时间和精力？虽然有一些地方性的医院拥有集中管理，但也没有一致的流程。

每个管理式医疗公司也有自己的申请和流程，可以成为付款人计划的一部分。医生必须有多个付款人计划才能生存，这需要向每个付款人申请并每隔几年都更新一次申请。这对资源是一种浪费，因为信息从根本上是相同的。

我们不想卷入许可委员会的争议，也不想涉及医生维护认证（maintenance of certification，MOC）的争议，但显然这是医生对维护的时间、复杂性和成本感到非常沮丧的另一个领域。关于这是否真的有助于提高质量存在很多争议。我们不会站在争议的任何一方，而是必须解决行政和成本负担。

在州级层面也有很多机会。其中包括修改医疗补助付款人模式，以及利用医疗补助作为促进指标一致性的聚合器。他们应该加强作为政策制定者的作用，在许可灵活性和效率之间寻求平衡。他们可以而且应该为供应商提供技术援助[10]。

电子病历（EMR）

我们之前已经讨论过电子病历带来的挑战和负担。根据作家和执业医生阿图尔·加万德（Atul Gawande）的说法，电子健康记录"原本是一个提高医生对工作掌握程度的工具，却反而增加了工作对他们的掌握[1]。"电子病历中存在多重挑战，包括系统的专有性质，其中的所有挑战都需要医生自己进行学习和利用专业知识。"点击疲劳"的工作流程对临床医生来说并不直观，当然也缺乏真正和完全的互操作性。后一个问题将需要联邦政府对认证要求进行改革，并承诺必须由新政策推动的互操作性。有必要要求所有供应商使用应用程序编程接口（application programming interface，API），允许以更好的护理为名在竞争技术平台之间共享患者数据。

EMR 对政府和私人付款的文件要求急剧增加。这些要求是多年前制定的，且尚未更新。电子病历可以得到显著改进，以更好地完成所有主治医生和医护人员之间沟通患者问题。最初起草文档指南时考虑了纸质记录，并且需要对其进行更新以反映电子病历这个时代。应该对过时的评估和管理（evaluation and management，E/M）文档指南进行更改，并且应该探讨从护理团队输入信息的能力。医疗记录的主要目的应该是患者护理，而不是报销[11]。电子病历应该转变为一种护理患者的工具，而不是专注于计费或保险，甚至作为数据采集的工具。虽然后面的所有功能都需要嵌入，但主要功能应该是尽可能以最有效的方式改进、记录和传达护理。

作为应对这些挑战的前瞻性解决方案，我们相信必须大幅提高医生对 EMR 设计、实施和定制的参与度。必须有国家承诺解决这些接口或互操作性问题，并围绕法律和国家政策变化做出具体努力，以增加用户体验。为了改善医生的工作倦怠，电子病历必须易于使用[1]。

只有在社区和广大公众的支持下，才能制定需要真正的互操作性和数据透明度的政策，以减少而不是增加提供者的工作负担。

远程医疗

远程健康和远程访问作为获得护理的替代方法，对社会变得越来越重要。电信技术的这种使用是一种在适当情况下提供医疗保健的经济高效模式。随着远程医疗变为主流，时间需求必须被纳入繁忙的实践日程，现在是在各州制定适当政策、规则和法规的机会。现在有机会使其成为一种有效且高效的模型，不受州内复杂性的阻碍。我们需要制订一些方案以积极主动地支持这些国家政策，既允许它生效，又要考虑到患者的安全。医生需要参与这些讨论，以最好地开发可用的、以患者为中心的系统。

保险业、健康管理等授权

美国家庭医生学会制订了一个优先的行政简化原则清单，其中许多条目都集中在健康管理上。其中包括许多烦琐的办公任务的更简化的管理版本，如以下方面。

- 事先授权："必须在财务回收、管理成本、工作流程负担和缺乏其他可行方法方面证明这些是合理的。"[11]

- 质量度量标准：提供者和提供者的组织要衡量质量，我们相信，为了提供更好的病患照护，这是正确的做法。挑战在于每个人都在衡量不同的指标，而且即使他们衡量相同的指标，他们的分子和分母标准也经常不同。这使得医疗保健提供系统几乎不可能跟踪所有不同的指标，并以改善整个行业的护理结果的、合乎逻辑的方式关注所有指标。通常，其中一些指标更侧重于过程而不是结果。平均而言，医生将这些指标提交给十多个不同的提供者组织[11]。质量度量标准应在可行时侧重于结果，而不是过程，并且应由付款人行业、政府和提供者共同商定。需要一组一致的有意义的指标。所有的报告都应该简化和统一，这样医生就不会从不同的来源得到多份不同的使用和质量报告，这些报告通常是相互矛盾、混乱和难以理解的。

- 处方集和其他涵盖问题：也有机会使处方集覆盖范围和覆盖标准更加一致。我明白拥有不同处方集的竞争优势；但是，我们可以尝试在提供者或患者层面进行管理吗？一些在覆盖标准和处方集上具有一致的标准将大大有助于简化医生的实践。

- 认证和文件：医生需要订购患者维持健康所需的药物。当前围绕医疗用品、服务和其他项目的覆盖范围的程序极大地阻碍了医疗保健的有效提供。医生的医嘱应该就足够了，医生不应该签署多种表格来证明耐用医疗设备（durable medical equipment，DME）、糖尿病用品和其他授权应一致和标准化 [11]。

医疗事故危机，不要忘记

已经清楚地记录了医疗事故会导致工作倦怠，以及工作倦怠如何导致医疗事故 [12, 13]。在过去几年中，公众的抗议变得越来越平静，但它仍然是每个医生日常工作的重要组成部分。一个全国性的解决方案将是减轻工作倦怠的一个重要的额外因素。当然，还有显著的成本影响。

更多医生领导，医生培训计划中的工作倦怠风险

工作倦怠的一大挑战是它可以形成自己的工作倦怠文化风气。在学术和教学环境中尤其如此。如果他们的指导医生精疲力竭，未来医生的形象就会受到负面影响。与精疲力竭的医生一起工作的学生更容易精疲力竭。这反过来又会导致未来的医生在学生时代早期就已经精疲力竭或倾向于精疲力竭。据报道，经历过工作倦怠的学生更有可能行为不端 [14]。

敬业的医生领导对于减轻工作倦怠和提高敬业度都很有价值。这种领导力开始发挥作用，因为医生的直接主管的特征与工作倦怠直接相关。领导力得分每增加一分（按五分制），医生的直接主管将工作倦怠的概率就降低 3.3%，将满意的可能性提高 9% [15]。

所有浪费的时间

浪费的时间只是没有足够的时间来做医生需要做的所有事情。问题是，许多工作并不是真正针对病患照护，即使他们只做病患照护，也依

然不够。例如，杜克大学的一个研究指出，如果初级保健医生为 2500 名患者完成所有推荐的预防保健，他们将需要每天工作 21.7 小时 [16]。

我们必须审视医生和卫生保健工作者所做的所有不会增加病患照护的事情。我们在前文中讨论了很多有关于此的方案。一项有趣的尝试被称为"交易时间"。在这种情况下，临床时间被交换为非临床时间，例如，帮助组织的委员会和志愿服务，其中包括在家中直接帮助医生提供支持服务。斯坦福大学的一项试点项目允许医生将在委员会上花费的时间用于自己的家庭服务，如保洁和送餐。这已被证明可以通过整合工作和生活挑战来帮助工作倦怠 [17]。

在查看管理任务时，重要的是评估实施和操作任务所需的时间以及任何可能的投资回报。还需要评估人力成本。必须具有透明度，每项任务或干预的成本和价值应由协作而非单方面决定。从本质上讲，这只是古老的黄金法则在现实世界中的应用：以你希望被对待的方式对待他人。我们谁都不想在没有我们参与改动的情况下改变我们的工作流程。因此，虽然更系统的方法必不可少，但需要在最接近该流程的人员的充分参与下进行 [18]。

医生短缺

美国卫生与公众服务部（US Department of Health and Human Services，HHS）预测，到 2025 年，美国医生的短缺将多达 90 000 名。这种短缺的潜在驱动因素之一是医生因工作倦怠而流失。据估计，平均每名全职医生的损失达到 990 000 美元 [1]。医生的地域分布不均，而且这种不均还将继续存在。如果我们考虑到工作倦怠的所有潜在后果，医生短缺的风险就会变得更加严重。如果包括医生提前退休或减少工作时间，甚至在目前的工作时间中效率降低，那么没有医生可用的风险是迫在眉睫的。工作倦怠每增加 1 分（按 7 分制），医生在未来两年内减少工作时间的可能性就会增加 30%～40%。据估计，工作倦怠会导致医生工作量减少 1%，这相当于每年失去七所医学院的毕业生[19]。

　　值得一提的是，许多医生正在离开临床实践从事非临床工作。其他医生正在转向礼宾服务并限制他们的患者人数。这两者都是对医生短缺的额外挑战。

　　护理短缺也是非常现实的问题。多年来，许多经验丰富的护士离开了急症护理机构。如果护理和医护人员工作倦怠的问题继续存在，这可能会进一步推高医疗保健价格，从而形成恶性循环。

　　护理短缺的其他方面可以归结为医院或门诊机构的工作倦怠文化挑战。工作倦怠是一个文化问题，在这种混乱和令人沮丧的环境中，可能会导致医生和所有医院人员或门诊人员短缺。

　　高级实践提供者（实践护士和医生助理）需要在国家层面上澄清他们适合交付系统的位置，这带来了额外的挫败感。各州可以通过制定适当和一致的许可来提供帮助。

处理医生和卫生保健工作者心理健康的耻辱感

　　我们必须为医生和医护人员提供便捷的心理健康服务。从政策的角度来看，必须有一个"避风港"。需要有一种方法，不去报告因精神健康和药物滥用问题而正在接受适当治疗的执照申请人[1]。在许可、管理保健合同和医院特权方面，必须考虑隐私因素和用公平公正的方式来处理这方面的问题。全州范围的医生健康计划（physician health program，PHP）有机会充当医生的倡导者并处理这些心理健康问题。2018 年，美国联邦医药协会通过了 2016 年建议的一项政策，要求重新考虑有关医生心理健康、成瘾或药物滥用的有关医疗执照或续签申请的探索性

问题 [1]。

我们必须以全新的方式看待心理健康问题。超过 50% 的医生有工作倦怠的症状，其中许多人患有抑郁症和面临滥用药物的挑战（图 11-2 ）。

由量到质的转变

从数量到价值的转变对于消除日常实践中的一些错位激励至关重要。在这样一个更完美的世界中，医生会因正确的护理而得到补偿，而不是做更多的护理。这方面的一个例子可能是打电话给患者或远程医疗，而不是坚持去诊所。大概医生会有更细的分组，有更多的时间花在患者身上，并受到鼓励使用基于团队的护理模式。这些模型将奖励结果。这些模型的另一部分是他们让医生和其他医疗保健工作者重新负责他们做什么以及他们如何做。许多人相信这种模式将有助于减轻工作倦怠并带回一些行医的乐趣。

许多医疗保健和提供者系统面临的挑战之一是从按服务收费转向基于价值的合同的过渡期。拥有具有不同绩效指标和不同激励措施的多种混合支付模式会导致混乱，从而导致医生沮丧和工作倦怠。

是开始全国讨论的时候了

是时候把这个问题带到全国讨论的前沿了。最近的一篇文章讨论了领导层参与的重要性，并确定了 10 位致力于解决这一问题的大型医疗保健系统 CEO。他们承诺采取以下 11 项不同的行动 [6]。

- 使用标准化仪器轻松衡量医生所在机构的健康状况。
- 在他们的机构绩效仪表上纳入医生福利的衡量标准。
- 跟踪医生更替、提前退休和临床工作减少的机构成本。

医生工作倦怠和敬业度的驱动因素	个体因素	工作单位因素	组织因素	国家因素
工作量和工作需求	• 专业 • 练习地点 • 增加工作以增加收入的决定	• 生产力预期 • 团队结构 • 效率 • 使用专职医疗人员	• 生产力目标 • 补偿方法 　– 薪水 　– 基于生产力 　– 混合支付	• 结构补偿 　– 医疗保险 / 医疗补助 　– 捆绑支付 　– 文件要求
效率和资源	• 经验 • 分清轻重缓急的能力 • 个人效率 • 组织技能 • 愿意授权 • 说 "不" 的能力	• 支持人员的可用性及其经验 • 患者登记效率 / 流程 • 抄写员的使用 • 团队会议 • 专职医疗人员的使用	• 护理一体化 • 患者门户的使用 • 制度效率 　– EHR 　– 任命制度 　– 订购系统 • 法规如何解释和应用	• 护理一体化 • 要求 　– 电子凭证 　– 药物调节 　– 有意义地使用 EHR • 认证机构设施条例（JCAHO） • 测试 / 治疗的预认证
工作的意义	• 工作中对个人最有意义的方面的自我意识 • 在兴趣方面有能力塑造职业生涯 • 医患关系 • 个人对工作中积极事件的认可	• 工作与个人才能和兴趣的匹配 • 参与的机会 　– 教育 　– 研究 　– 领导力	• 组织文化 • 实践环境 • 职业发展的机会	• 不断演变的医生监督角色（潜在的患者直接接触较少） • 资金减少 　– 研究 　– 教育 • 增加文书工作的规定
文化和价值观	• 个人价值观 • 职业价值观 • 利他水平 • 道德指南 / 伦理 • 对组织的承诺	• 作业单元负责人行为 • 工作单位规范和期望 • 公平 / 公正性	• 组织的使命 　– 服务质量与利润 • 组织的价值观 • 高层领导行为 • 通信 / 信息 • 组织名称和期望 • 正义文化	• 未投保人保险制度 • 结构报销 　– 奖励是什么 • 法规
控制和灵活性	• 个性 • 自信 • 意向性	• 灵活度 　– 医生日程的控制 　– 门诊开始 / 结束时间 　– 假期安排 　– 通话时间表	• 调度程序系统 • 政策 • 限制推荐的从属关系 • 严格的应用实践指南	• 测试 / 治疗的预认证 • 限制推荐的保险网络 • 实践指南
工作中的社会支持和社区	• 性格特征 • 服务年限 • 建立关系的技巧	• 实践环境中的合议 • 工作单元空间的物理配置 • 促进社区的社交聚会 • 团队结构	• 整个组织的共事会议 • 医生休息室 • 构建社区 • 社交聚会	• 医疗 / 专业协会创建的支持和社区
工作生活一体化	• 个人和价值观 • 个人特征 　– 配偶 / 伴侣 　– 子女 / 家属 　– 健康问题	• 通话时间表 • 构建夜间 / 周末报道 • 休假期间的交叉保险 • 期望 / 榜样	• 假期政策 • 病假 / 医疗假 • 政策 　– 兼职工作 　– 灵活的日程安排 • 期望 / 榜样	• 要求： 　– 维护认证 　– 许可 • 增加文书工作的规定

图 11-2　工作倦怠和敬业度的驱动因素

EHR. 电子健康记录；JCAHO. 医疗机构认证联合委员会。转载自 *Mayo Clinic Proceedings*: 92 (1): Tate Shanafelt MD and John Noseworthy MD, CEO: Executive leadership and physician wellbeing: nine organizational strategies to promote engagement and reduce burnout, pages 129–146, copyright January 2017, with permission from Elsevier.[39]

- 强调领导力技能发展对医生及其管理人员的重要性。
- 解决文书负担和不适当的工作分配给医生等问题。
- 支持基于团队的护理模式。
- 鼓励政府监管机构解决不必要和多余监管的负担。
- 支持 AMA 和其他的国家组织。
- 分享抗工作倦怠最佳实践。
- 教育 CEO 和其他利益相关者减少工作倦怠的重要性。
- 进行研究以确定最有效的政策干预措施，以改善医疗保健人员的福祉。

总结

从以上叙述中我们可以看出，工作倦怠不仅仅是个人问题，它深深植根于医疗保健系统，并有可能影响医疗保健人员和需要医疗保健的人。因此，解决方案必须比具有真正政治和基层支持的地方干预更广泛 [20-30]。

参考文献

[1] Jha, A.K., Ilif, A.R. & Chaoui, A.A. A crisis in healthcare: A call to action on physician burnout, Harvard global health Institute. Retrieved from http: //www .massmed.org/news-and-publications/ mms-news-releases/physician-burnout-report-2018/.

[2] Chan, T.H. (2019, January) Leading healthcare organizations to clear position burnout as "public health crises", Harvard school of public health. Retrieved from https://www.hsph.harvard. edu/news/press-releases/leading-health-care-organizations-declare-physician-burnout-as-public-health-crisis/

[3] McHugh, Matthew D., Kutney-Lee, A., Cimiotti, J.P., et al. (2011). Nurses widespread job satisfaction, burnout, and frustration with patients' health benefits signal problems for patient care. *Health Affairs* (project code), *30*(2), 202–210, PMC.

[4] Pfeiffer, Rebecca (2019, May 28). Physician Burnout cost industry 4.6 billion Annually, Healthcare Dive. Retrieved from https://www. healthcaredive.com /news /physician-burnout-costs-industry-46b-annually/555631/.

[5] National academy of medicine: Action collaborative on clinical well-being and resilience. Retrieved from https://nam.edu/action-collabo-rative-on-clinician-well-being-and-resilience-network-organizatio ns/.

[6] Butcher, Lola (2017, September 22). Starting a national conversation about burnout: AHA speakers bureau. Retrieved from https://www.hhn-mag.com/articles/8608–starting-a-national-conversation-about-burnout.

[7] Steps forward, AMA. Retrieved from https://edhub.ama-assn. org/ste ps-forward .

[8] Henry, A.T. (2017, May 10). Burnout: Six boosters for research to improve physician well-being, physician health, AMA. Retrieved from https://www.ama-assn .org/ practice-management/physician-health/burnout-6–boosters-research-improve-physician-well-being.

[9] Feeley, Derek (2017, November 28). The triple aim or the quadruple aim? Four points to help set your strategy. Retrieved from http://www. ihi. org/communities /blogs/the-triple-aimor-the-quadruple-aim-fo ur-points-to-help-set-your-strategy .

[10] Reck, J. (2017, January 9). *Primary care Provider Burnout: Implications for States & Strategies for Mitigation*. Retrieved from https://nashp.org/primary-care-provider-burnout-implications-for-states-strategies-for-mitigation/.

[11] Principles for administrative simplification. Retrieved from https:// www.aafp.org /about/policies /all/ principles-adminsimp lification.

html.

[12] Kopynec, Suze. (2019, May 1). Provider burnout and the risk of malpractice. *APA News*. Retrieved from https://www.aapa. org /news-central/2018/05/provider-burnout-and-the-risk-of-malpractice/.

[13] Becker's Hospital News. (2011, November 15). *Malpractice Lawsuits Linked to Physician Burnout, Dissatisfaction*. Retrieved from https:// www.beckershospitalreview.com/news-analysis/malpractice-lawsuits-linked-to-physician-burnout-dissatisfaction.html.

[14] Hamlin, A. (2016, August 1). *Physician Burnout: What it is and its Impact on Future Doctors*. Retrieved from https://www.studentd octor .net/ 2016/ 08/01 /physician-burnout-impact-future-doctors /.

[15] Noseworthy, J., Madara, J., Cosgrove, D., et al. (2017, March 28). *Physician Burnout is a Public Health Crisis: A Message to Our Fellow Health Care CEO's*. Retrieved from https://www.healthaf fairs .org/ do/10 .1377 /hblog20170328. 059397/full/.

[16] Altschuler, Justin, Margolius, David, Grumbach, K. (2012, September/ October). Estimating reasonable panel size for primary care. *The Annals of Family Medicine*, *10*(5), 396–4000. http: //www .annf ammed .org/ content/10/5/396.full.

[17] Silcott, Sasha. (2018, July 31). Clinician burnout: Be part of the solution, med page today's Kevin M.D. Retrieved from https:// ww w.kevinmd. com/blog/2018/07/clinician-burnout-be-part-of-the-solution.html.

[18] Erickson, S.M., Rockwern, B., Koltov, M., & McLean, R.M. (2017, May 2). Putting patients first by reducing administrative tasks in health care: A position paper of the American College of Physicians. *Annals of Internal Medicine*, *166*(9), 659–661.

[19] Shanafeld, T.D., Mungo, M., Schmitgen, J. et al. (2016). A longitudinal study evaluating the association between physician burnout and changes in professional work effort. *Mayo Clinic Proceedings*, *91*(4),

146

422–431.

[20] Burnett, J. (2019, January 31). Here's *Why* Physician Burnout Is Officially "A Public Health Crisis". Retrieved from https://thriveg lobal .com/ stories/physician-burnout-public-health-crisissolutions-report/.

[21] Dyrbye, L.N., & Shanafelt, T.D. (2011). Physician burnout: A potential threat to successful health care reform. *JAMA*, *305*(19), 2009–2010.

[22] Farley, H. *Strategies for Achieving Joy in the Workplace*. PowerPoint Presentation.

[23] Jha, A.K., Iliff, A.R., Chaoui, A.A., et al. (2019, March 28). *A Crisis in Health Care: A Call to Action on Physician Burnout*. Retrieved from http: //www .massmed.org/News-and-Publications/ MMS-News-R eleases/A-Crisis-in-Health-Care--A-Call-to-Action-on--Physic ian-Burnout/#.X Wc3vehKjIU .

[24] Joy, J. (2017, April 11). *A Broader View of Solutions for the Physician Burnout Public Health Crisis: Prevention and Recovery*. Retrieved from https://www.beckershospitalreview. com/hospital-physicia n-relationships /a-broader-view-of-solutions-for-the-physician-bur-nout-public-health-crisis-prevention-and-recovery. html.

[25] Montgomery, A. (2014). The inevitability of physician burnout: Implications for interventions. *Sciencedirect*, *1*(1), 50–56.

[26] Nash, D. (2018, February 16). *Physician Burnout: What Can Be Done?* Retrieved from https://www.medpagetoday. com/ publichealthpolicy/ generalprofessionalissues/71204.

[27] Ochoa, P. (2018). Impact of burnout on organizational outcomes, the influence of legal demands: The case of Ecuadorian physicians. *Frontiers in Psychology*, *9*, 662.

[28] Perlo, J., Balik, B., Swensen, S., et al. (2017). *IHI Framework for Improving Joy in Work*. IHI White Paper. Cambridge, MA: Institute for Healthcare Improvement.

[29] Shin, A., Gandhi, T., Herzig, S. (2016, April 21). *Make the Clinician*

Burnout Epidemic a National Priority. Retrieved from https://www. healthaffairs .org/ do/10. 1377 /hblog20160421. 054511/ full/

[30] *Top 10 Culture Change Interventions to Reduce Burnout and Improve Physician Well-Being*. American College of Physicians. Retrieved from https://www.acponline.org /practice-resources/ physician-well-being-and-professional-satisfaction /top-10–culture-change-interventions-to-reduce-burnout-and-improve-physician-well-being.

第 12 章　从工作倦怠走向敬业和快乐

George Mayzell　著　刘梅洁　译

我们花费了很多时间讨论工作倦怠及其挑战、机遇和对医疗服务的影响。我们希望在接下来的几年里，能够慢慢缓解导致工作倦怠的一些因素。很明显，要真正消除一些全球性的项目，需要更长的时间。尽管这不是一个线性或直接关系，但在医学界中，看到了从工作倦怠到"快乐"的转变，这是个很好的现象。目前，大多数医生不建议他们的孩子进入医学行业，如果该现象能够改变，那就太好了。我们也很高兴看到曾经作为医疗服务的一部分的满意度和患者的感激之情重新回到这个行业。虽然看起来有点理想化，但这并非遥不可及 [1]。

在工作倦怠和快乐之间，是临床和临床医护人员的敬业。很难确切地知道什么程度的敬业是适合的。但如果医生和医护人员都能敬业，这将大大有助于缓解甚至消除工作倦怠。它实际上并不是工作倦怠的反面，而是从工作倦怠到敬业（和快乐）的非线性过程的一部分。工作倦怠和快乐并不是相互排斥的，反而是相辅相成的。

当组织有了敬业的员工时，它的底线更高，员工流动率更低，他们更有可能培养、吸引和留住高素质员工。因此，拥有敬业的员工是一种竞争优势。

敬业的定义是"医生在其正常工作职责范围内积极主动地维持和提高组织绩效做出贡献。"[2, 3] 敬业的另一个定义是"对组织及其价值观持有积极态度的员工队伍，是创建高绩效组织的基础"[4]。

敬业有很多因素，包括对组织有信心和信任[5]。医生和医护人员必须相信组织重视质量，并相信它尊重医生和员工。图 12-1 显示了这些品质[2]。

大量研究表明，提高敬业度有助于提高绩效、提高专业生产力和降

- 愿意向朋友和家人推荐他的组织
- 相信组织关心客户
- 医生和高管的目标是一致的
- 该组织为患者提供优质的护理和服务
- 该组织尊重医生和员工
- 医生和协会有合理的自主权
- 该组织支持工作和生活的平衡
- 该组织听取医生和职工的意见
- 这个组织有团队精神
- 该组织支持专业发展
- 该组织支持医生和护士作为领导

图 12-1 工作倦怠和敬业度的驱动因素

引自 Hudec, B (June 2015). The 12 statements that define your physicians'engagement. Advisory Board, retrieved from https://www.advisory .com/research/medical-group-strategy-council/ practice-notes/ 2015/ june/who-is-to-blame-for-physician-burnout and Kaissi, A. (2012). A Road Map for Trust: Enhancing Physician Engagement. Regina Qu'Appelle Health Region. Retrieved from https://pdfs.semanticscholar.org/b9a1/9f415 e24b3462537499d7a11c3b0 c0226 bb9.pdf.

低离职率，而快乐可以改善患者体验、结果和安全，并降低成本[6, 7]。

这种敬业度和信任度可以通过英国最近开发的医疗工作投入量表（medical engagement scale，MES）来衡量。

这包括对感觉被重视、感觉被赋予权力、有目标和方向，以及在开放文化中工作的衡量。

医疗保健改善研究所（Institute for Healthcare Improvement，IHI）建议建立一个框架，让医生参与质量和安全工作，强调一个共同的目标。它的重点是在医生和机构之间制订一项契约，以及一个包括以下内容的框架。

- 与医生建立清晰有效的沟通渠道。

- 建立信任、理解和尊重。

- 确定和培养医生领导者。

建议采取的行动步骤是：①与医生举行正式和非正式的面对面会议，并听取医生的意见；②让医生参与大多数管理决策和战略计划；③并为医生创造正式的培训和发展机会，以提高他们的领导技能 [2]。

在 Mayo Clinic 的图 12-2 中，重点关注医生的健康状况。显示了驱动因素维度和联系，以及它如何实现从倦怠到敬业的非线性连续变化。

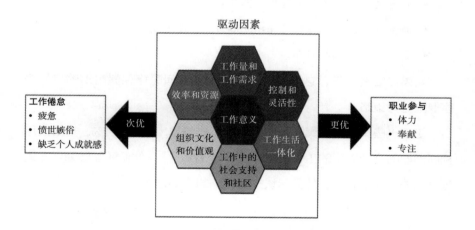

图 12-2　工作倦怠和敬业度的驱动因素

从敬业到医生幸福

随着我们从简单地减轻倦怠和鼓励敬业转变，我们正在朝着医生幸福的概念迈进，并带回一些应该成为医疗保健服务一部分的快乐。这一步是相关专业人士、他们的雇主和社会的共同责任。

Shanafelt 等建议了九种策略来促进敬业度、减少倦怠和促进医生的幸福感。其中包括以下内容 [8]。

- 承认并评估问题。
- 驾驭领导力。
- 制订有针对性的干预措施。
- 在工作中培养社区意识。
- 明智的使用奖励和激励。
- 协调和加强文化。
- 促进灵活性和工作 / 生活一体化。
- 提供资源，促进弹性（resilience）、自我护理。
- 促进和资助组织科学。

如果仔细看一下，这个策略列表代表了任何医疗保健组织的良好医疗保险业务策略。

使用这些策略，梅奥诊所的医生的工作倦怠率下降了 7%，尽管使用相同指标的全国医生的工作倦怠率上升了 11% [8, 9]。他们还能够降低非医生员工的工作倦怠率。他们承认还有很长的路要走。

创造一个框架和流程，让医学重获乐趣

根据唐·伯威克（Don Berwick）所说，"工作中的快乐"并不古怪。在追求三重目标的过程中，提高工作乐趣是可能的、重要的、有效的 [10]。

AMA 他们总共建议了 9 个步骤，包括以下内容。

- 创造健康文化（检查清单）。

- 聘请高级领导。

- 追踪商业案例以获得幸福感。

- 资源健康基础设施。

- 衡量幸福感。

- 加强地方领导。

- 制订和评估干预措施。

- 实践效率。

  - 提高工作流程效率，最大限度地发挥基于团队的护理力量。

  - 减轻文书负担，改进 EHR。

- 增强个人弹性（resilience）。

  - 支持员工的身心健康。

AMA STEPS **挺身而出，一个组织的医学快乐基金会** [11]

这里的关键问题之一是创造一种健康的文化。根据上述列表，这些独立的项目和流程必须整合到组织的日常运行中。这些项目可能单独起作用，也可能不起作用，但作为一个团队，他们可以实现一种文化上的改变，让组织从工作倦怠走向敬业，或许走向"快乐"。创建这种新文化必须是组织的当务之急。这种新文化必须是从领导层开始，然后渗透到整个组织。

根据 IHI 的说法，想要获得快乐，首先要问一些能触及职场文化核心的问题，包括以下几点。

- 什么让你今天过得好？

- 你为什么以在这里工作为荣？

- 当我们处于最佳状态时，是什么样子的？

必须让每个人都感觉自己的想法被听到。必须致力于采用系统方法，并在组织的各个层面共同承担创建这种新文化的责任。它包括聚会、研讨会和开放式交流。它包括人身安全和心理安全，心理安全建立在所有利益相关者之间的尊重和对任何不尊重行为的快速干预之上，这包括所有欺凌行为。简单的做法包括将决策权下放到员工层面，员工的自主性至关重要，员工需要参与到决策制订的过程中。应该鼓励同事友谊和团队精神，并有适当的奖励和认可。他们同样需要专注于文化层面的持续改进过程，当然还有实时测量。事实上，健康／文化／快乐指标应该是CEO 和董事会层面仪表盘的一部分。

如何衡量工作中的快乐

有几种的工具用来在工作场所衡量健康和快乐。这些工具与用来测量工作倦怠的工具截然不同。当我们从工作倦怠走向健康，衡量就变得很重要，而不仅仅是没有负面影响。我们还需要衡量积极的行为，如敬业、健康和快乐。这些工具包括以下内容。

梅奥幸福指数 [12]

梅奥诊所为所有员工提供健康评估。这使得个人能够相对于同龄人的幸福感来校准自己的幸福感。它是匿名的，个人评分是私有的，系统将对总评分进行评估。这是一项有九个问题的调查，并且它已经得到了很好的验证。

净推荐分数 [13]

净推荐分数（net promoter score，NPS）最初由 Harvard Business

Review&& 指出客户参与度。人们被问及他们推荐这家公司作为工作场所的可能性有多大。然后根据支持者人数减去反对者人数除以受访者总数来计算比值。这可能是评估组织的一个很好的指标。还有更复杂的净推荐值版本，在计算中包含额外的指标 [10]。

梅奥诊所领导力维度评估 [10, 14]

领导力被认为与工作倦怠和敬业度密切相关。对主管领导力之间关系的调查表明，工作倦怠与领导力之间存在很强的相关性。IHI 创建了一个简短的评估工具，它改编自梅奥诊所评估模型。IHI 工具突出了领导力最重要的方面 [10]。

还有其他几种测量工具可以衡量医生的敬业度、患者安全和其他重要特征。正如我们在第 5 章中详细讨论的那样，还有许多工具更直接地专注于测量倦怠和抑郁。

创造健康和快乐的文化

那么，我们如何创造一种健康和快乐的文化呢？这是关于摆脱工作倦怠并在工作场所创造满足感。斯坦福健康模式使用了一项调查，其中包括人们关注的如下问题 [15]。

- 对欣赏的感知。
- 个人 / 组织价值观一致性。
- 同伴支持。
- 感受到领导层的支持。
- 生活把控。

重要的是，组织和医生开始专注于互相帮助和合作。这包括治愈治疗师的概念、医生指导和健康斗士。他们必须专注于成功和沟通。需要有一个心理安全区，医生们可以相互分享故事，明白自己并不孤单。分享故事有助于他们捡起自己学医的初衷[16]。

我们必须承认医学的专业文化，我们也必须承认医疗保健服务的复杂性，也要理解在当今复杂的环境中实施医疗保健的困难[17]。对于临床医生来说，"可管理的驾驶舱"这样一个有趣概念指出，在其他行业，我们已经花时间了解人类信息流的影响和工作对环境的影响，但对医生没有。如果我们考虑驾驶飞机，已经有许多研究帮助飞行员确定和管理大量信息输入。信息量和复杂性需要简化和编码，理解人类必须能够在医疗保健环境中做出反应并茁壮成长。专家提出了以下建议。

- 我们开发并测量了一个可管理认知工作量的驾驶舱。
- 我们将临床医生的幸福感确立为卫生系统指标。
- 我们鼓励并应用有关干预措施的研究，以创建更易于管理的驾驶舱。
- 我们建立最佳实践来支持这些努力。

我们必须让所有利益相关者，其中包括机构、支付者、技术供应商、各个州和联邦机构，以及临床指标的开发者，为支持这些努力负责[18]。

还有由夏威夷永久医疗集团（Hawaii Permanente Medical Group，HPMG）开发的自我护理模式。这个模式有几个组件，是标题的一部分。自我护理模式（SELF CARE）是一个首字母缩略词，代表睡眠（sleep）、锻炼（exercise）、爱和笑声（love and laughter）、食物（food）、同情心（compassion）、敬畏（awe）、弹性（resilience）和敬业度（engagement）。这八个组成部分侧重于护理服务的不同方面。前四个关注个人，后四个关注参与过程。

Atlanta Permanente Medical Group 的另一个模型称为 JAMM，代表"医学中的快乐和意义"。JAMM 模式专注于"非凡的护理体验"；这适用于患者和护理团队。所有人都同意，医生层面和组织层面的领导力对于实施这些改变文化的项目至关重要[19]。

斯坦福大学还有一个专注于健康和医生快乐的项目。它被称为斯坦福医学的 WellMD。斯坦福模式侧重于健康文化、实践效率和个人弹性（resilience）。所有这些都有助于保持对专业成就的关注。WellMD 承认执业医生面临的许多挑战是实践效率。他们需要通过医生的眼睛来确保考虑到适当的优先事项[20]（图 12-3）。

总结

我们必须尝试将医患关系带回医疗保健领域。这些关系需要从医生

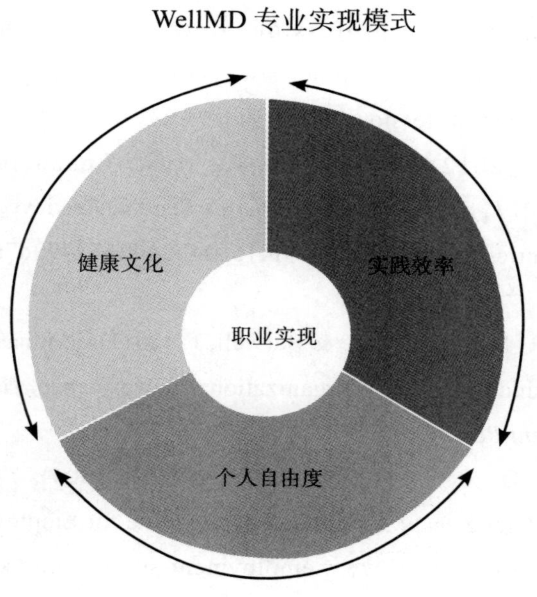

WellMD 专业实现模式

图 12-3 专业的健康和文化模式

引自 Shanafelt, T, Swenson, SJ, Woody, J, Levin, J, Lille, J, Physician and Nurse Well-Being. Seven Things Hospital Boards Should Know. *J Healthcare Mgmt.* 2018; 63:363–369 Copyright (©) 2016 The Board of trustees of the Leland Stanford Junior University. All rights reserved.

延伸到患者，但也包括医生的专业性。重要的是，我们将医生和其他医护人员重新与治疗的目的联系起来，让他们在可理解、可管理和有意义的参与中专注于他们最擅长的事情。我们需要鼓励医生和患者之间的信任，以及医疗保健行业的信任。我们需要不断学习，并致力于研究，综合考虑所有因素，以提供良好的医疗保健。我们必须致力于更多的研究，以使我们的医疗交付系统保持在世界上最好的水平。我们拥有最好的医疗保健系统之一，但我们需要努力保持这种状态。我们必须投资员工健康、参与并致力于患者和患者护理 [21-25]。

参考文献

[1] Lagresse, Jeff. (2018, October 1). Why 70% of physicians would not recommend the profession. Retrieved from https://www.healthcarefinancenews.com/news/why-70–percent-physicians-would-not-recommend-profession.

[2] Kaissi, A. (2012). A road map for trust: Enhancing physician engagement. *Regina Qu'Appelle Health Region*. Retrieved from https://pdfs.semanticscholar.org/b9a1/9f415e24b3462537499d7a11c3b 0c022 6bb9. pdf.

[3] Spureon, P., Mazelan, P.M., & Barwell, F. (2011). Medical engagement: A crucial underpinning to organizational performance. *Health Services Management Research*, *24*(3), 114–120.

[4] Robinson, D., Perryman, S., & Hayday, S. (2004). *The Drivers of Employee Engagement*. Brighton, UK: Institute for Employment Studies. Retrieved from https://www.employment-studies .co.uk/system/files/ resources/ files /408. pdf.

[5] Hudec, B. (2015, June). The 12 statements that define your physician engagement. advisory board. Retrieved from https:// www.advisory.com/ research/medical-group-strategy-council/ practice-notes/ 2015/ june/

who-is-to-blame-for-physician-burnout.

[6] Harter, J.K., Schmidt, F.L., & Hayes, T.L. (2002). Business unit level relationship between employee satisfaction, employee engagement, and business outcomes: A meta-analysis. *The Journal of Applied Psychology, 87*(2), 268–279.

[7] Burton, J. (2008). The business case for healthy workplace. *Industrial Accident Prevention Association.* Retrieved from https://www.uml .edu/ docs/ fd_business_case_healthy_workplace_tcm18–42671.pdf .

[8] Shanafelt, T.D., & Noseworthy, J.H. (2017). Executive leader-ship and physician well-being: Nine organizational strategies to promote engagement and reduce burnout. *Mayo Clinic Proceedings, 92*(1), 129–146.

[9] Shanafelt, T.D., Hasan, O., & Dyrbye, L.N. et al. (2015). Changes in burnout and satisfaction with work-life balance physicians and the general US working population between 2011 and 2014. *Mayo Clinic Proceedings, 90*(12), 1600–1613.

[10] Perlo, J., Balik, B., Swensen, S., et al. (2017). *IHI Framework for Improving Joy in Work.* IHI white paper. Cambridge, MA: Institute for healthcare improvement. (available@ihi.org).

[11] Steps forward, AMA. Retrieved from https://edhub.ama-assn.org/steps-forward .

[12] Program on physician well-being, Mayo clinic research. Retrieved from https://www.mayo.edu /research/ centers-programs/ program-physician-well-being .

[13] Reichheld, F.F. (2003, December). The one number you need to grow. *Harvard Business Review.* Retrieved from https://hbr. org /2003/12/t-he-one-number-you-need-to-grow .

[14] Shanafelt, T.D., Gorringe, G., Menaker, R., et al. (2015). The impact of organizational leadership on physician burnout and satisfaction. *Mayo Clinic Proceedings, 90*(4), 432–440.

[15] Lola, Butcher. (2017, September 21). Case study: Stanford medicine seeks to understand burnouts are measurement. Retrieved from https://www.hhnmag.com/articles/8585–case-study-stanford-medicine-seeks-to-understand-burnout-through-measurement.

[16] Seto, B. (2018, August 13). The road to physician wellness: Permanente medical groups work to foster culture of wellness and improve physician resilience. Retrieved from https://permanente.org/road-physician-wellness/.

[17] Shanafelt, T.D., Schein, E., Minor, L.B., et al. (2019). Healing the professional culture of medicine.

[18] Sinsky, C.A., & Privitera, M.R. (2018). Creating a "manageable cockpit" for clinicians: A shared responsibility. *JAMA Internal Medicine, 178*(6), 741–742.

[19] Seto, B. (2018, August 6). Caring for those who provide care, Permanente medicine. Retrieved from https://permanente.org/ caring-provide-care/.

[20] Murphy, M.L., de Vries, P., Trockel, M., et al. (2017). Stanford medicine. Retrieved from https://wellmd. stanford.edu/content /dam/ sm/wellmd/ documents/ 2017–wellmd-status-report-dist-1.pdf, Well Medcenter status report.

[21] Erickson, S.M., Rockwern, B., Koltov, M., et al. (2017, May 2). *Putting Patient First by Reducing Administrative Tasks in Health Care: A Position Paper of the American College of Physicians.* Retrieved from https://annals. org/aim/fullarticle/ 2614079/putting-patients-first-reducing-administrative-tasks-health-care-position-paper

[22] Nash, D. (2018, February 16). *Physician Burnout: What Can Be Done?* Retrieved from https://www.medpagetoday. com/public healthpolicy/ generalprofessionalissues/71204

[23] Inha, P. (2017, September 18). *How to Find Joy in Practicing Medicine.* Retrieved from https://www.kevinmd. com/blog/ 2017/09/

find-joy-practicing-medicine .html

[24] Sinsky, C., Shanafelt, T., Murphy, M.L., et al. (2017, September 7). Creating the organizational foundation for joy in medicine. Retrieved from https://edhub. ama-assn.org/steps-forward /module/2702510 .

[25] Wright, A.A., & Katz, I.T. (2018). Beyond burnout – redesigning care to restore meaning and sanity for physicians. *The New England Journal of Medicine,* 378(4), 309–311.

相 关 图 书 推 荐

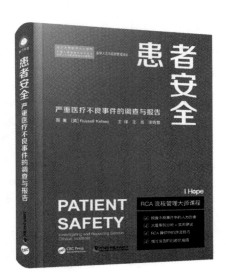

原著：[英] Russell Kelsey

主译：王　岳　宋奇繁

定价：139.00 元

　　本书引进自 CRC 出版社，通过案例研究来解释如何识别严重医疗不良事件，如何进行根本原因分析，以及何时适用坦诚的义务。本书共分为 15 章，作者通过真实案例说明知识要点，尽力提供全面细致的内容，使读者能够"走进"一个经验丰富的医疗不良事件调查员的头脑，详细了解医务人员如何进行调查、如何深入思考、如何处理不同领域的挑战，以及如何处理和解决调查过程中可能面临的诸多问题和困境。本书旨在作为技术信息手册和最佳实践指南，帮助同行进行严重医疗不良事件调查，以及在深入调查医疗不良事件后撰写并整理报告，适合医疗领域各类从业人员参考阅读。

北京大学医学人文学院
中国人体健康科技促进会
医学人文与医院管理专业委员会

医学人文与医院管理译丛

《患者安全：严重医疗不良事件的调查与报告》

王岳　宋奇繁　主译

《跨越鸿沟：医院环境进阶中的精益医疗系统工程》

王岳　樊荣　霍婷　主译

《人本诊疗：以患者为中心的流程再造》

王岳　石婧瑜　主译

《精益诊疗：运用患者工效学提高就医满意度》

王岳　石婧瑜　主译

《弹性医疗管理：如何减少医护人员的工作倦怠》

王岳　王江颖　主译